骨营养
与
人类健康

陈李汉　周志华　吴永惠　编著

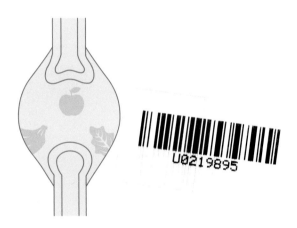

中国轻工业出版社

图书在版编目（CIP）数据

骨营养与人类健康 / 陈李汉等编著. — 北京：
中国轻工业出版社，2021.7

ISBN 978-7-5184-2777-2

Ⅰ . ①骨… Ⅱ . ①陈… Ⅲ . ①骨科学 – 临床
营养 Ⅳ . ① R680.5

中国版本图书馆 CIP 数据核字（2019）第 291289 号

责任编辑：马　妍　　责任终审：张乃柬　　整体设计：锋尚设计
策划编辑：马　妍　　责任校对：吴大朋　　责任监印：张　可

出版发行：中国轻工业出版社（北京东长安街6号，邮编：100740）

印　　刷：艺堂印刷（天津）有限公司

经　　销：各地新华书店

版　　次：2021年7月第1版第1次印刷

开　　本：720×1000　1/16　印张：6

字　　数：100千字

书　　号：ISBN 978-7-5184-2777-2　定价：68.00元

邮购电话：010-65241695

发行电话：010-85119835　传真：85113293

网　　址：http://www.chlip.com.cn

Email：club@chlip.com.cn

如发现图书残缺请与我社邮购联系调换

190113K1X101ZBW

序言一
从营养学角度看骨营养

随着生活水平的提高，我国居民营养状况已经从摄入不足到相对不平衡，即普通蛋白质、碳水化合物、脂肪、矿物质钠盐等摄入充足，而维生素、膳食纤维、除钠和钾以外的矿物质、特殊蛋白质、蛋白多糖等相对摄入不足。营养失衡——这种人体难以感知的"隐性饥饿"，已经成为人类健康的杀手，无声无息地威胁着人体生长发育和生命代谢活动，导致人体组织器官发育缺陷和功能弱化，生命提早衰老，引发多种疾病。

如果通过饮食调节，每天补充水果、蔬菜以及粗细膳食结合等，可以避免维生素与膳食纤维的缺乏，但是，除钠和钾外的矿物质、特殊蛋白质、蛋白多糖的缺乏问题，难以通过饮食调节解决。这些营养物质大量存在于人体骨骼中，是组成人体骨骼的原材料，总称骨营养。多年来，很多科学家对骨营养进行了多方面的探索研究，但未找到理想的解决方法，骨营养问题仍然是世界性的难题。

——解万翠、杨锡洪伉俪

专家简介

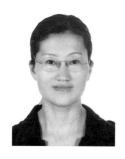

解万翠 博士，教授，博士生导师，留学归国人员。青岛科技大学食品学科带头人，海洋学院学术委员会主任，山东省生物化工重点实验室常务副主任。本科毕业于山东大学分析化学专业，博士毕业于江南大学食品科学专业，日本东京海洋大学博士后。国家自然科学基金评议专家，山东省食品科技学会理事，青岛市食品学会常务理事。广东省食品学会咸味香精香料与调味品专业委员会专家组副组长。开源期刊 *Journal of Food Science* 和《分析化学进展》编委会委员；核心期刊《现代食品科技》和CSCD期刊《食品与机械》特邀编委；国际期刊 *Fisheries Science*、*Food Control* 等审稿人。

研究方向为食品风味和质量安全，主要从事海洋生物资源利用、农海产品营养功效因子解析、发酵调味品及海鲜调味基料等方面的研究工作。作为项目负责人，主持国家自然科学基金面上项目2项、国家重点研发计划"蓝色粮仓科技创新"专项子课题1项、省市及企业项目10余项，2项课题通过成果鉴定。2012年获中国产学研创新人才称号，2017年获日照市高层次创新人才称号，2018年获山东省高校优秀科研成果奖三等奖，2018年获青岛市科技进步奖三等奖。发表学术论文100余篇，其中SCI/EI收录16篇，获授权专利6项；主编专著《水产风味化学》《水产发酵调味品加工技术》。

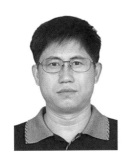

杨锡洪 博士，教授，博士生导师。青岛科技大学海洋科学带头人。1985年本科毕业于南开大学生物化学专业，1988年硕士毕业于天津科技大学食品科学专业，2005年博士毕业于江南大学食品科学专业。2010—2012年在华南理工大学（流动站）广东温氏集团公司（工作站）从事博士后工作。主要从事海洋生物资源化学、农产品加工与贮藏技术、新型绿色食品添加剂开发，以及海洋多糖衍生化制备重金属和贝类毒素生物脱除剂等方面的研究工作。

主持国家级项目3项，省部级项目4项，市级项目2项，企业项目12项。6项课题通过成果鉴定，获得广东省省政府科学技术奖励二等奖、三等奖，中国水产科学院科学技术奖励二等奖，湛江市科学技术奖励二等奖，山东省高校优秀科研成果奖三等奖，青岛市科技进步奖三等奖，2019年获日照市高层次创新人才称号。已授权发明专利15项。出版专著、教材8部，发表学术论文120余篇，被SCI和EI收录30余篇。

从骨骼功能看骨营养

　　骨营养在营养学界与医学界都是新概念，起源于影响人体骨量的因素研究。人体骨量与多因素相关，可分为遗传、营养、运动、习惯四大因素，其中营养因素主要是指骨营养因素，是后天影响骨量的重要因素。

　　骨营养不良属于隐性饥饿范畴，人体缺乏无法直接感知；骨营养难以被人体吸收、利用，"骨饥饿"是普遍现象，骨营养不良已成为人体低骨量的首要原因。低骨量与多种疾病密切相关，如低骨量导致骨骼形态变化：佝偻病、驼背、骨质增生、骨刺形成、骨质疏松等；又如低骨量导致骨骼生理功能减弱：血压、血糖、血脂、尿酸、性功能、记忆力、睡眠等生理功能异常。科学地利用动物骨骼，解决骨营养成分多样性与均衡比例两大难题，成为提高人体骨量的重要手段。本书出版有望提高读者对骨营养的认识，使"隐性"骨营养问题更加"显性"，重视骨营养的补充，有利于提高人体骨量，减少或延缓相关疾病的发生。

——邓伟民

专家简介

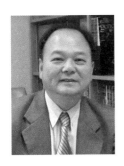

邓伟民　主任医师、教授，中国人民解放军南部战区总医院（原广州军区总医院）VPI（内六科）主任；广州中医药大学教授、硕士/博士研究生导师；广东药科大学教授、硕士研究生导师。现任广东省医学会常务理事，广东省医学会骨质疏松分会前任主任委员，广东省医疗行业协会骨质疏松管理分会主任委员，中国老年保健医学研究会老年骨质疏松分会副主任委员，中国老年学和老年医学会骨质疏松分会副主任委员。《中国骨质疏松杂志》编委会副主编、《实用医学杂志》编委会常务编委、《中华骨质疏松和骨矿盐疾病杂志》编委会编委。

主要从事中西医结合临床和实验研究，先后获国家自然科学基金、广东省科技计划项目等课题共29项科研项目，先后获省部科技进步二等奖6项（均为第一研究者）。主编专著7部，参编3部，主译美国骨矿研究学会《骨矿盐疾病与代谢性骨病学（第8版）》，发表临床和实验研究论文近200篇。

从事中西医结合临床工作30多年，擅长肿瘤放化疗的中医调理，绝经后骨质疏松症、更年期综合征、月经病、不孕症、慢性盆腔炎等妇科疾病以及消化疾病的治疗。

前　言

　　研究表明，多种疾病与营养有关。卫生部原部长陈竺先生提出，未来医生必须会开两张处方：一张是针对病情开具的药方，另一个是膳食营养处方。

　　如今，我们的食物来源已经非常丰富了，为什么还会营养不良？这主要是营养摄入不均衡的问题，高能量营养物质往往摄入过多，而维生素、矿物质（钠、钾除外）、较难吸收的胶原蛋白、糖胺多糖等非能量营养素摄入不足。除维生素外，这些非能量营养物质都是人体骨骼的组成成分，是组成骨骼的营养物质，简称骨营养。

　　顾名思义，骨营养是人体骨骼、关节、牙齿的营养来源，万物生长都需要充足的养分，骨骼、关节、牙齿也同样需要充足的营养。由于骨营养的吸收、利用等问题尚未得到解决，骨营养不良状况非常普遍，骨骼健康问题普遍存在。

　　骨营养不良造成的疾病主要有：

　　（1）在生长发育时期，骨营养不良的人骨骼生长减慢，身高受影响，易患矮小症；骨骼强度不足，骨骼畸形，如方颅、鸡胸、串珠胸、X或O形腿等畸形；身体发育也会受到影响，如影响脑发育，出现宝宝睡眠减少、睡眠浅、容易惊醒、注意力不集中、多动、记忆力不足等；影响免疫系统，易患感冒、过敏、湿疹等。

　　（2）成年后，骨营养不良会导致低骨量，骨骼自身强度减弱，骨骼无法承受人体重量而发生变形，直接性疾病有：骨质增生、骨刺形成、骨关节炎、骨质疏松（变矮、驼背）等。低骨量间接性疾病有：老年痴呆症、高血压、高血糖、高血脂、高尿酸、癌症等。

　　骨营养不良属于"隐性饥饿"，人体是无法直接感知的，只有从营养不良发展到身体功能异常，才可通过一定的症状、体征表现出来。由于日常膳食中骨营养摄入量不足，吸收率低，骨骼健康受到极大影响。

　　解决这些问题可以从两方面着手：一方面让更多人认识骨营养，了解骨营养的重要性，学会补充骨营养；另一方面，科研人员必须对骨营养进行认真研究，提供易吸收、安全的骨营养产品。

《骨营养与人类健康》就是带你认识骨营养，借你一双"慧眼"，把隐性的骨营养找到。本书作者结合多年研究骨营养的成果，为读者提供解决骨营养不良的可行性建议，普及骨骼健康知识。希望更多人能够通过本书获益！

特别感谢天基权生命科学研究院和广东省心脑血管激光治疗设备工程技术研究中心在本书的编著过程中提供的支持。由于编者水平有限，书中难免有不足之处，敬请广大读者批评指正。

编者

2021年3月

目 录

第一章

骨营养基础知识

人体需要的营养

一、营养的定义

营养是指机体从外界摄取，经胃肠道消化、吸收，或供应体内能量，或参与组建组织器官，或满足生理功能需要的物质。

二、营养的分类

人体所需的营养物质可以分为七大类：蛋白质、脂质、碳水化合物、维生素、矿物质（无机盐）、水和膳食纤维（图1-1）。

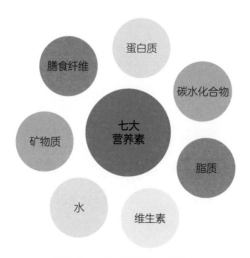

图1-1 人体必需的七大营养素

三、营养的功能

（1）供能营养：蛋白质、脂类、碳水化合物。

人体所需要的能量来源于食物中的碳水化合物、脂类、蛋白质，三者又被称为"产能营养素"或"热源质"。一般蛋白质占15%左右，脂肪占20%～25%，糖类占55%～65%。每克碳水化合物、脂肪、蛋白质在人体内大约可产生代谢热能分别为4千卡、9千卡、4千卡（1千卡≈4.18焦耳）。成年男性体力劳动者每日需要能量为2400～2700千卡，女性体力劳动者每日需要能量为2100～2300千卡。假设人体每天需要2500千卡，则每天维持能量平衡需要的能量物质为：

> 蛋白质：2500千卡×15%÷4≈94克。
>
> 脂肪：2500千卡×25%÷9≈69克。
>
> 糖类：2500千卡×60%÷4＝375克。

（2）组建营养：蛋白质、脂类、碳水化合物、矿物质（无机盐）、水。

人体组织器官是由细胞组成，而每个细胞都由碳水化合物、蛋白质、脂质等组成，它们主要以糖脂和蛋白多糖的形式存在。细胞内外液由大量水和矿物质（无机盐）构成。人体各组织器官主要由蛋白质、脂质、碳水化合物、矿物质（无机盐）、水等组成。

（3）生理营养：矿物质（无机盐）、膳食纤维、维生素、水。

矿物质不仅是构成身体组织器官的成分，还具备维持细胞内外液渗透压、体内酸碱平衡以及神经肌肉兴奋、生命代谢等生理活动的作用。膳食纤维包括多糖、低聚糖、木质素和相关的植物物质，在人体小肠中耐消化吸收，在大肠中完全或部分发酵，具有促进排便与维持肠道适宜环境等功能。维生素是维护人体健康、促进生长发育、参与物质代谢等生理功能所必需的有机化合物，在体内不能合成或合成量不足，必须从食物中摄取。水是构成细胞和体液的重要成分，参与人体新陈代谢、调节体温、润滑等。

第二节

骨营养

一、骨营养的定义

　　骨营养尚没有统一的定义。2018年12月22日，中国营养学会骨营养与健康分会在辽宁省沈阳市成立。骨营养研究范围包括组成骨骼、关节、牙齿的营养物质及影响其代谢的营养物质（如维生素D_3、维生素K_2等）。因此，骨营养可分为组成骨骼、关节、牙齿的营养与影响骨代谢的营养，而后者有促进其他营养物质吸收、合成的类激素作用，多在医学范畴进行研究，主要作为药品或特殊食品来管理，不能作为普通食品。为了将两者区分开来，广义骨营养应该包括组成骨骼、关节、牙齿的营养物质以及影响其代谢的营养物质（如维生素D_3、维生素K_2等）；狭义骨营养特指组成骨骼、关节、牙齿的营养物质，简称骨营养（本书中介绍的骨营养是指狭义的骨营养）。依据骨量定义，骨量为单位体积骨组织总质量，那么，骨量＝单位体积骨营养总质量。依据骨密度定义，骨密度为单位体积矿物质总质量，那么，骨密度＝单位体积骨营养中矿物质总质量。

二、骨营养的构成

（1）骨营养的分类

　　骨营养是构成骨骼、关节、牙齿的营养物质，那么骨营养的构成必然与人体骨骼组成相一致。骨组织包含硬骨、软骨、骨髓、骨膜、关节液，其各组织种类构成为（图1-2）。

硬骨构成主要有蛋白质、矿物质、糖胺多糖；

软骨及关节液构成主要有蛋白质、糖胺多糖；

骨髓构成主要有脂类及各种造血因子等；

骨膜构成主要有胶原蛋白。

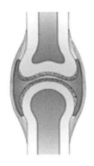

矿物质元素（钙、镁、锌、锶、钒、氟等）

特殊蛋白质（骨胶原蛋白、糖蛋白等）

糖胺多糖（透明质酸、硫酸软骨素等）

骨髓因子

图 1-2　骨营养构成

综合来看，骨营养种类构成分四大类：蛋白质、脂类、矿物质、糖胺多糖。

（2）骨营养组成成分

①骨蛋白质分为骨胶原蛋白与糖蛋白。骨胶原蛋白主要是Ⅰ型胶原蛋白，糖蛋白含量不到5%但种类很多，包括碱性磷酸酶、骨钙素、骨连接蛋白、骨形成蛋白等。

②骨矿物质含量非常丰富，含有人体需要的全部矿物质元素如钠、钾、钙、磷、镁、锶、锰、钒、铜、铁、锌、氟、钴、铬、硒、碘、镍、钼、锡、硅、硼、砷等，其中钙、磷、镁、锶、锰、钒、氟等是组成骨骼的必需元素。

③脂类主要来自骨髓腔与骨小梁间隙，成分非常复杂，主要由脂肪、造血干细胞、造血因子等组成。

④糖胺多糖包括硫酸软骨素、透明质酸、硫酸角质蛋白等。

三、骨营养成分的比例

骨营养的比例关系与骨组织的构成比例关系是一致的。无论骨营养种类间还是成分间均存在一定的比例关系，这种比例关系与骨质量密切关系。

（1）种类间的比例

20～40岁时的骨骼功能处于最佳时期，矿物质、蛋白质、脂肪、糖胺多糖比例为10：10：10：1，这是骨营养成分的黄金比例。在婴幼儿时期，蛋白质、糖胺多糖等所占比例较多，矿物质、脂肪较少，此时骨骼富有弹性但强度不足；随着年龄增长，矿物质逐渐增加，蛋白质、脂肪、糖胺多糖含量适中，骨营养成分比例接近黄金比例，此时骨骼强度最大。老年时期，骨小梁断裂、吸收，蛋白质、糖胺多糖减少，矿物质、脂肪增加，骨脆性增加、强度降低。骨营养类别间的比例关系与骨骼功能密切相关（图1-3）。

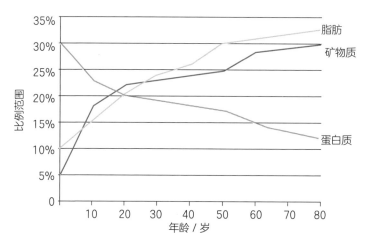

图1-3　骨骼中蛋白质、矿物质、脂肪变化示意图

图中20～40岁之间为蛋白质、矿物质、脂肪比例接近黄金比例范围，骨骼强度高；左边为较多蛋白质、较少脂肪、较少矿物质，骨骼强度低；右边为较少蛋白质、较多脂肪、矿物质，骨骼强度低。

（2）矿物质间的比例

钙与磷占矿物质总量90%以上，钙：磷≈8：5。钠、钾、钙、磷、镁、锶、锰、钒、铜、铁、锌、氟、钴、铬、硒、碘、镍、钼、锡、硅、硼、铷、砷之间存在固有的比例。矿物质间的比例失衡会影响骨骼质量，如：钙含量减少导致骨骼形态改变（佝偻病），氟或锶含量减少导致龋齿等，缺锶导致关节变形，缺钒导致骨质问题等。

（3）蛋白质间的比例

骨蛋白质中骨胶原蛋白含量超过95%，而非胶原蛋白主要是糖蛋白，所占比例不足5%。它们之间的比例关系反映骨骼代谢状况，骨胶原蛋白增加，Ⅰ型原胶原N-端前肽（PINP）浓度升高，提示骨合成大于分解；骨胶原蛋白减少，胶原C端肽（CTX）浓度降低，提示骨分解大于合成。糖蛋白的比例变化，也提示骨代谢变化，碱性磷酸酶、骨钙素、骨连接蛋白、骨形成蛋白、骨涎蛋白增加提示骨形成过程。

（4）脂质间的比例

脂质是指在骨髓腔内以及骨小梁间隙的脂类物质，这些脂质成分非常复杂，主要有脂肪、造血干细胞、脂肪细胞、造血因子等。这些脂质物质的变化提示骨髓功能的变化。

生长发育时期，骨髓主要为血细胞、造血干细胞，脂肪细胞很少，骨髓颜色鲜红，俗称红骨髓，此时期骨髓造血功能旺盛，但是营养骨骼能力弱；到成人时期，血细胞、造血干细胞相对减少，脂肪细胞相对增加，此时骨髓造血功能较好，营养骨骼功能增强，是生命最佳时期；老年时期，血细胞、造血干细胞进一步减少，脂肪细胞进一步增加，发生"骨骼的肥胖症"，骨髓造血功能衰退，骨骼老化。

（5）糖胺多糖间比例

糖胺多糖是软骨与关节液的主要成分，在硬骨中含量不高，占1%~3%，但对骨骼的弹性起到非常重要的作用。糖胺多糖包括硫酸软骨素、硫酸角质素、透明质酸，它们相互间存在固有的比例关系，这种比例关系与硬骨、软骨的弹性密切相关。

四、骨营养的特殊结构

骨营养的结构是指其组成物质的分子结构。

蛋白质特殊结构：骨胶原蛋白分子主要由甘氨酸、羟脯氨酸、脯氨酸、谷氨酸、精氨酸、天冬氨酸、赖氨酸组成（见图1-4与表1-1）。

这种骨胶原蛋白氨基酸结构特点提示，其在提供人体能量及非胶原蛋

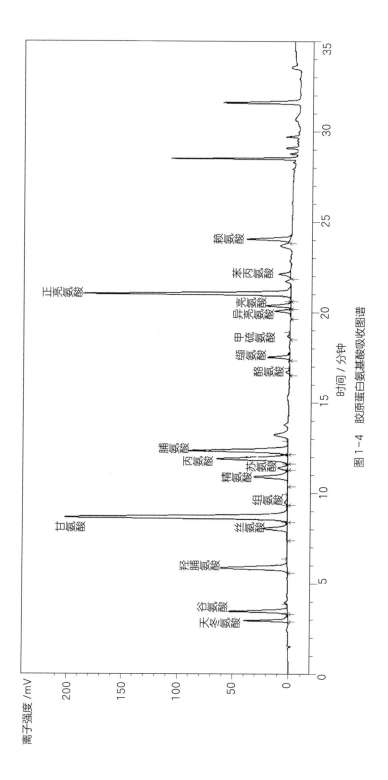

图 1-4　胶原蛋白氨基酸吸收图谱

白合成方面表现一般，但在提供骨胶原蛋白合成方面却是非常优质的。尤其赖氨酸是人体必需氨基酸，不能体内合成，只能外源补充，在普通蛋白质中含量又非常少，主要存在于骨胶原蛋白中，最适宜通过动物骨胶原蛋白来补充。另外，骨胶原蛋白中精氨酸含量很高，而精氨酸是婴幼儿必需氨基酸，所以婴幼儿时期补充骨胶原蛋白营养具有双重必要。

表 1-1　骨胶原蛋白主要氨基酸含量

氨基酸名称	含量 /%	氨基酸名称	含量 /%
天冬氨酸	4.99	脯氨酸	12.5
谷氨酸	9.46	酪氨酸	0.52
羟脯氨酸	11.17	缬氨酸	2.00
丝氨酸	3.32	甲硫氨酸	0.35
甘氨酸	20.90	异亮氨酸	1.69
组氨酸	0.63	亮氨酸	2.72
精氨酸	7.37	正亮氨酸	内标
苏氨酸	1.66	苯丙氨酸	1.40
丙氨酸	8.84	赖氨酸	3.73
样品总氨基酸含量		93.25	

矿物质特殊结构：矿化的骨基质是羟基磷灰石结晶 $[Ca_{10}(PO_4)_6(OH)_2]$ 与蛋白质的相互螯合体，结合位点主要是 γ-羧化谷氨酸残基（Gla）。含Gla的蛋白犹如骨架中一颗颗螺丝钉，将骨矿物质与骨胶原蛋白紧密连接。骨钙素是一种含Gla的蛋白，有5个Gla残基，可与钙、镁、锶、锰、钒等形成螯合物。这种蛋白质-矿物质螯合体结构是骨组织非常重要的结构特点，可以在小肠内消化酶解为可溶性的氨基酸或小分子肽螯合矿物质分子。

糖胺多糖特殊结构：糖胺多糖不仅存在于软骨、关节液中，在硬骨中也占一定比例，主要由硫酸软骨素、透明质酸组成，它们的分子结构有共同的特点，都是由交替的葡萄糖醛酸和N-乙酰基氨糖二糖组成（透明质酸为：葡萄糖醛酸+N-乙酰基葡萄糖，硫酸软骨素为：葡萄糖醛酸+N-乙酰氨基半乳糖），如图1-5所示。

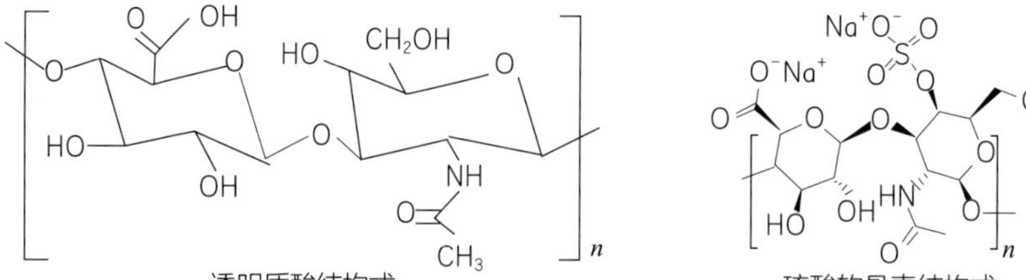

透明质酸结构式　　硫酸软骨素结构式

图1-5　透明质酸和硫酸软骨素结构式

由图1-5可知，*N*-乙酰氨基半乳糖与*N*-乙酰氨基葡萄糖是同分异构体，*N*-乙酰氨糖是糖胺多糖的基本单位。由于*N*-乙酰氨基是酸碱两性化合物，能够与强酸强碱发生化学反应，所以*N*-乙酰氨糖不宜直接口服，最好避开胃酸破坏，直接到达小肠道中。

五、骨营养对人体的作用

骨营养的作用包括参与人体骨组织合成以及满足人体生理需要两方面。

（1）参与骨组织合成

骨营养参与骨组织合成分为骨构建与骨重建。

骨骼构建是骨骼的生长过程，从胎儿开始到18～20岁生长发育时期结束，使骨骼具有一定的形状、长短、大小和强度。骨营养参与骨组织合成相当于提供骨骼构建所需的原材料，而原材料在数量上是否补足补全，在比例上是否均衡，在分子结构上是否符合骨骼要求，都直接影响骨骼构建的速度与质量。骨营养不良可影响骨骼构建，常见直接疾病有佝偻病和矮小症。

骨骼重建是指骨骼在人的一生中在不断更新、改造，包括骨吸收与骨形成两个方面，这两个方面在骨组织不同部位同时进行。骨营养参与骨骼重建不仅提供骨骼重建需要的原材料，还有调节骨骼重建方向的功能。骨营养不良影响骨骼重建，会导致发育期的人体骨量不足及成人后骨量流失过快，低骨量常见症状体征有：腰酸背痛、腿痛、关节痛、变矮、驼背、老年骨折、呼吸困难、性功能减退；直接疾病有：骨质增生、骨刺形成、骨关节炎、骨质疏松等；间接相关疾病有：高血压、高血脂、高血糖、高尿酸、老年痴呆、癌症发生等。

（2）满足人体生理需要

人体内细胞的内液和外液需要一定的电解质浓度才能正常发挥生理功能，细胞内外液的电解质浓度是受血液电解质影响的，而血液中钙、镁、锶、锰、钒、氟、铜、锌等电解质浓度是依靠体外骨营养补充、骨吸收、肾脏排泄与重吸收、肠道排泄与重吸收来调节的，其中体外骨营养补充是体内唯一增量。根据人体骨营养每日生理消耗量，补足补够，才能维持正常的生理功能需要。

六、骨营养的消化吸收

在骨蛋白质、矿物质、脂质、糖胺多糖四大类骨营养物质中，脂质的消化吸收比较容易，其他类的消化吸收都有一定难度，矿物质的消化吸收是难中之难。

（1）矿物质的消化吸收

矿物质中钠、钾是非常容易吸收的，这里讨论的矿物质主要是二价正电荷的金属离子，如Ca^{2+}、Mg^{2+}、Mn^{2+}、Sr^{2+}、V^{2+}、Cu^{2+}等，这些矿物质的吸收主要是通过离子吸收通道与分子吸收通道两种方式实现。

①离子吸收通道：

离子吸收需要有弱酸性的环境以及钙结合蛋白作为载体方能实现。下面以钙吸收为例进行说明。

通过钙离子消化吸收的补钙产品有：

类别	主要成分
无机钙	碳酸钙、磷酸钙、氯化钙、氧化钙
有机酸钙	乳酸钙、柠檬酸钙、乳钙（柠檬酸钙、磷酸钙）、葡萄糖酸钙、氨基酸螯合钙

它们在人体消化道的变化如下：

在胃中与胃酸发生化学反应：$CaR+HCl \rightarrow Ca^{2+}+Cl^-+H^++R^{2-}$

在小肠上1/3段弱酸性环境仍然为：$Ca^{2+}+Cl^-+H^++R^{2-}$

在小肠下2/3段弱碱性环境为：$Ca^{2+}+2OH^- \rightarrow Ca(OH)_2$（微溶）或

$Ca^{2+}+P^{2-}$（酸根离子）$\rightarrow CaP\downarrow$（沉淀）

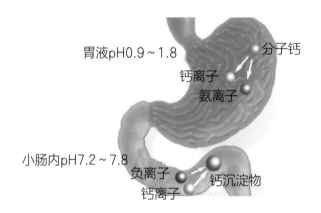

由此可见，小肠上1/3段是游离钙离子主要存在的位置，是人体可能的钙离子吸收部位。游离钙离子难以直接通过小肠上皮细胞进入血液，钙离子需要与钙结合蛋白结合后才能进入小肠上皮细胞，然后转运到毛细血管完成吸收。而钙结合蛋白的合成需要活性的维生素D_3。维生素D_3化学名称为胆钙化醇，是胆固醇脱氢后生成的7-脱氢胆固醇，经紫外线照射才可形成。然后，维生素D_3在肝脏中经羟化酶作用形成25-羟胆钙化醇，再在肾脏中被羟化为1，25-二羟胆钙化醇，这种物质的活性比维生素D_3高50%，是具有活性的维生素D_3。

所以钙离子吸收既有小肠内环境决定可吸收部位限制，又有活性维生素D_3与钙结合蛋白载体不足限制。由于人体可吸收钙离子部位少无法改变，活性维生素D_3不足是普遍现象，所以，补钙产品依然无法真正解决人体缺钙问题。

②分子吸收通道：

除钙离子吸收通道外，科学家还发现钙分子吸收方式。如氨基酸螯合钙可

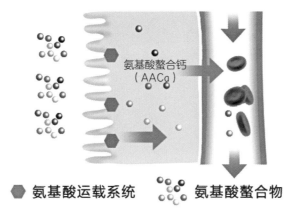

以随氨基酸吸收通道以氨基酸螯合钙方式被吸收。基于这样的发现，氨基酸螯合钙制品被广泛应用。但实践证明，直接口服氨基酸螯合钙的效果并没有明显优于其他补钙产品。根本原因是氨基酸螯合钙与其他有机、无机钙一样，均为弱酸弱碱盐，容易在胃中的强酸环境下分解游离出钙离子，在消化道内变化情况与其他矿物质盐类变化相似。所以，氨基酸螯合钙能否以分子形式经氨基酸吸收通道吸收的先决条件是避免强酸胃酸的破坏，保证氨基酸螯合钙能够直达人体小肠内。由于分子吸收可以在小肠全段进行，吸收面积大；不需要钙结合蛋白为载体，经氨基酸吸收通道直接吸收，可以依据需要量进行补充，能够从根本上解决人类缺钙问题。

（2）蛋白质与糖胺多糖的吸收

人体小肠内的胰蛋白酶可以快速解开胶原蛋白中肽键，将其水解为氨基酸或小分子肽等产物。淀粉酶可以水解糖胺多糖中的葡萄糖与氨糖间的糖苷键，将其水解为葡萄糖和 N-乙酰氨糖。由于骨胶原蛋白与糖胺多糖的分子很大，相互间连接非常紧密，水解酶分子难与其直接接触，因此普通的胶原蛋白与糖胺多糖类物质消化吸收状况较差，研究表明，当这些营养颗粒达到1000道尔顿时才容易消化吸收。

七、骨营养的利用

骨营养能否被人体利用，以其参与人体骨组织合成与人体生理利用的生物利用度为依据。由于骨营养成分复杂，各成分生物利用度不一样，无法准确计算，但可以通过钙的生物利用度进行评估，钙的生物利用度＝（摄入量－尿排出－粪排出＋内源性粪排）/摄入量。尽管体内参与生理作用的钙非常重要，但需要量占比很小，人体99%的钙储存在骨骼中，所以钙参与骨组织合成的生物利用度可以非常近似地反映出骨营养的生物利用度。

骨营养能否参与骨组织合成受遗传、营养、运动、习惯四大因素影响。

非营养因素：遗传、运动、习惯。遗传因素决定人体激素（如生长激素、性激素）的分泌周期、分泌量，调节骨营养参与骨组织合成；适宜的运动有利于骨骼的形成，过多或过少的运动都限制骨量的生成；不良的习惯会加速骨量流失。

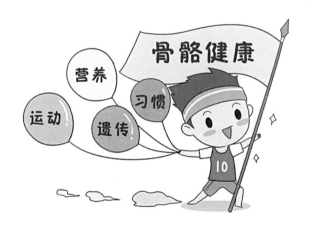

那么，什么样的骨营养才有利于骨组织合成呢？

首先，需要全面的骨营养。

从骨组成成分分析可知，骨营养包含蛋白质、脂质、矿物质、糖胺多糖四大类，蛋白质有骨胶原蛋白与糖蛋白；矿物质有钙、磷、镁、锶、锰、钒、氟、铜、锌等；脂质主要有脂肪、造血干细胞、造血因子等；糖胺多糖有硫酸软骨素、透明质酸等。这些营养物质都是骨组织不可或缺的。如人体合成胶原蛋白需要特殊氨基酸（甘氨酸、脯氨酸、羟脯氨酸、谷氨酸、天冬氨酸、精氨酸、丙氨酸、赖氨酸），其中赖氨酸是人体必需氨基酸，主要来源于胶原蛋白，如缺乏就会极大限制骨骼的合成。矿物质是骨组织合成所必需的，都需要通过外源补充，不足或缺乏都会带来不良后果，如缺钙会患佝偻病、软骨病等；如缺乏镁、锶、锰、钒、氟等会影响骨组织合成速度与质量。糖胺多糖虽然含量不多，但也不可或缺，尤其是氨糖合成功能退化的老年人群。

其次，需要均衡的骨营养。

骨营养的均衡比例是指骨组织组成物质之间存在的一定比例关系。骨营养类别之间（如蛋白质、矿物质、脂肪、糖胺多糖之间）存在一定比例关系；骨营养矿物质成分之间（如钙、磷、镁、锰、钒、氟、铜等）存在一定比例关系；骨营养中蛋白质成分之间（如胶原蛋白与糖蛋白）存在一定比例关系。

依照水桶短板原理，水桶装水量由最短的桶板决定，那么骨营养的生物利用度是由最缺乏的骨营养素决定的，所以，骨营养的比例与骨形成的数量密切相关。

研究发现，骨蛋白营养充足，而矿物质营养不良（如钙、镁、锶相对不足），骨密度会降低，骨骼强度减弱，所以骨营养的比例关系与骨形成的质量密切相关。

钙磷比例关系与钙磷流向密切相关。当钙∶磷≈2∶1时，钙吸收增加；当［血钙］×［血磷］＞40时，血钙磷沉积＞骨钙磷分解；当［血钙］×［血磷］＜35时，血钙磷沉积＜骨钙磷分解。

总之，与骨组织构成比例相一致的骨营养，更容易获得更高的生物利用度。

第三，需要活性的骨营养成分。

骨营养的活性是指其直接参与人体骨组织合成的性能。若分子结构与骨形成需要的物质分子结构一致，这些营养物质就无须体内转化，能直接参与骨形成，具有成骨活性。

比如，若小分子肽的氨基酸序列与需要合成的骨蛋白质氨基酸序列结构一致，就可直接参与骨蛋白合成，具有成骨活性；否则不能直接参与骨形成，需要经过特殊的体内转化，这样会减缓骨形成速度。

比如，若氨基酸或小分子肽螯合的矿物质分子与骨蛋白结合的位点匹配，这些矿物质分子就可以直接与骨蛋白结合，具有成骨活性；否则矿物质不能与骨蛋白结合。

又如，若氨糖是N-乙酰基葡萄糖或N-乙酰氨基半乳糖，则可以直接参与透明质酸或硫酸软骨素的合成，具有成骨活性。否则不能参与糖胺多糖合成。

八、骨营养的安全性要求

我们每天都要消耗一定的骨营养，需要及时补充，就像每天都要吃饭一样。所以骨营养的安全性要求非常高，需要达到国家食品安全标准。

九、骨营养缺乏的原因

（1）普通膳食摄入量不足

普通食物中，乳制品含钙量最高，可以达到100毫克/100毫升，要摄入足够的钙，每天至少摄入800毫升，而钙只是多种骨营养素之一，乳制品缺乏骨胶原蛋白、糖胺多糖、氟、锶、锰、钒、铜等多种骨营养物质。动物骨骼中含有丰富的骨营养，但除脂类物质外几乎不溶于水，骨头汤中骨营养含量微乎其微，普通的食用方法难以有效利用。

世界卫生组织调查结果表明，普通膳食提供的骨营养的量远没有满足生理需要，如骨营养中钙的摄入量也只是需要量的48%左右。锌是人体必需的微量元素之一，据报道世界上超过20亿人口存在不同程度的缺锌问题。

（2）骨营养不良难以直接感知

当人体缺少热源营养物质、矿物质宏量元素（钠与钾）、水等，可以马上感知到，会本能寻找食物补充，称为显性饥饿。但常量矿物质元素（钙与镁）、微量矿物质元素、糖胺多糖、特殊蛋白质（胶原蛋白）、维生素等缺乏，人体不能直接感知，只有当缺乏到一定的程度，出现一些非特异性症状、体征，需专业人士才能诊断，称为隐性饥饿。维生素广泛存在于蔬果类食物中，食源丰富又容易吸收，如果稍加注意，克服偏食，多吃水果、青菜等，是可以做到不缺乏的。但是，其他隐性饥饿营养物质（主要是骨营养），至今还没有好的解决方法，隐性饥饿的实质是"骨饥饿"，骨饥饿是人类健康的隐形杀手。

（3）骨营养吸收利用难

骨营养中矿物质吸收难主要原因有：二价金属离子容易与碱基或酸根离子结合生成沉淀物影响吸收，小肠下2/3段为弱碱性环境，不适合游离钙离子存在，活性维生素D_3普遍缺乏，钙结合蛋白数量有限。

骨营养中蛋白质与糖胺多糖吸收难的问题主要是颗粒大小不适合消化。

骨营养利用难问题主要有：合成骨组织需要全面均衡的营养物质，而现在的营养供给难以满足。骨营养参与骨组织合成还受到遗传、运动、习惯等多因素影响。

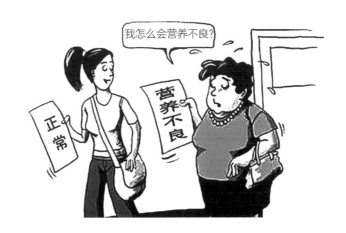

第三节

骨营养研究现状

一、矿物质研究现状

人体需要量最大的矿物质元素为钠、钾。由于钾容易吸收，大量存在于普通食物中，不需要额外补充。在日常饮食中，钠盐摄入量难以满足需要，需要额外补充，钠盐（氯化钠）解决了人们缺钠的问题！但钙、镁、锶、锰、钒、铁、锌、铜等人体必需的金属元素，在普通食物中的含量不足，需要额外补充。人们进行了多年的研究，试图寻找到既容易吸收又安全的矿物质盐，以满足人体需要，但多年的努力都没能获得满意的结果。

下面以钙元素的研究为例说明。无机钙（碳酸钙、磷酸钙、氯化钙、氧化钙）、有机及有机酸钙（乳酸钙、柠檬酸钙、乳钙、葡萄糖酸钙、氨基酸螯合钙等）等产品虽然已经占领市场多年，并且目前仍是流行产品，但所有这些产品都不能从根本上解决吸收、利用问题。最新研究数据显示，无论是单纯补充钙剂、维生素D，还是钙剂/维生素D联合补充均不能降低50岁以上中老年人骨折的发病率，甚至大剂量补充维生素D还增加了骨折发生的风险。这说明，这些钙盐类产品并没有参与组合成骨，没有增加骨骼强度，即没有被人体利用。研究证明，人体摄入的钙盐类物质，大部分随大便排出，只有小部分在小肠上1/3吸收，在吸收的小部分的钙质中，大部分在2~3小时随尿液排出体外，被人体利用的钙质微乎其微。在骨骼中钙只占15%左右，显然，单纯补充钙元素，提高血钙浓度，不足以促进骨骼合成，反而可能激发降钙素分泌，促进肾脏排钙，快速恢复正常血钙浓度。

二、组合配方骨营养研究现状

单纯补钙难以有效增加人体骨量的结果，促使科学家们探讨组合骨营养配方。胶原蛋白是人体骨骼尤其是软骨组织的重要组成成分，含量大于钙与磷的总和，在骨骼中像一张充满小洞的网，牢牢地留住容易流失的钙质。没有这张充满小洞的网，即便是补充了过量的钙、镁、铁等矿物质，也会流失掉。而且胶原蛋白的特殊氨基酸——羟基脯氨酸是血浆中运输矿物质到骨细胞的工具。骨胶原蛋白在骨中起到"骨架"的作用，为钙、磷等矿物质的沉积提供载体。活化维生素D$_3$在骨营养吸收以及骨骼合成过程都参与作用；氨糖是硬骨与软骨都必需的组成物质。因此，多种组合配方的骨营养就应运而生了。最典型的组合配方为：骨胶原蛋白+酸性氨糖（硫酸氨糖或盐酸氨糖）+碳酸钙+维生素D，但是，最终结果并不令人满意，其提高骨量的作用效果不理想，对老人群体几乎没有作用。

三、糖胺多糖研究现状

硫酸软骨素、透明质酸等糖胺多糖是人体软骨、关节液的主要成分，在人体硬骨成分中，多糖类物质占1% ～3%。糖胺多糖的糖苷链由交替的葡萄糖醛酸和N−乙酰氨基半乳糖或N−乙酰氨基葡萄糖（简称氨糖）二糖单位组成，同分异构体N−乙酰氨基半乳糖与N−乙酰氨基葡萄糖分别是硫酸软骨素与透明质酸的基本单位。N−乙酰氨基半乳糖与N−乙酰氨基葡萄糖的来源可以是人体摄入，也可以体内合成，但随年龄增长，人体合成能力逐渐降低，60岁后几乎不能合成了，40岁以后的人群需要额外补充。目前氨基葡萄糖多采用蟹虾壳类物质与强碱（氢氧化钠）和强酸（盐酸或硫酸）反应制备，得到硫酸或盐酸氨糖。这些酸性氨基葡萄糖不能直接参与糖胺多糖合成。据报道，日本有人研究出N−乙酰基氨基葡萄糖的制取方法，但口服N−乙酰氨基葡萄糖容易在胃中与强酸盐酸反应，生成酸性氨糖。N−乙酰氨基半乳糖未见产品面世，产品多采用硫酸软骨素大分子代替，如目前软骨营养组合配方多为：氨糖+硫酸软骨素。总之，目前此类产品还不能提供活性的N−乙酰氨基半乳糖或N−乙酰氨基葡萄糖，不能直接参与糖胺多糖合成。

四、骨骼利用研究现状

由于单一骨营养成分或几种骨营养成分组合补充，远没有达到理想的效果，于是科学家把研究方向转向动物骨骼。动物骨骼与人体骨骼营养成分非常接近，能够满足人体成骨营养的需要，是一种十分宝贵的资源，含有矿物质、脂肪以及蛋白质等成分，具有很高的开发价值。自古人们就认识到"以形补形"，吃骨头可以补骨头。

这是因为普通器官的组织细胞构成主要是普通蛋白质、脂肪类物质，人体通过三羧酸循环可以实现蛋白质—脂肪—葡萄糖之间的转化，如普通蛋白质可以转化为脂肪物质。但是，三羧酸循环不能转化矿物质等，其可将常规比例的氨基酸转化成特殊比例的氨基酸，能够满足胶原蛋白合成的需要，但也是非常低效的，所以骨营养的来源最好通过摄取对应成分的食物，显然，动物骨骼是很好食物来源。"以形补形"的方法在骨营养补充方面具有非常特殊的意义。但是，"硬骨头"不是想吃就能吃得了的，不同食用方法差别非常大。

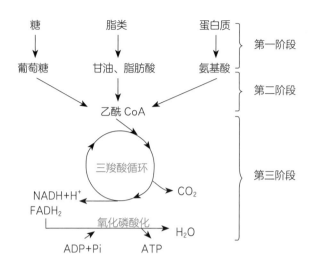

（1）煲骨头汤

煲骨头汤的食用方法古而有之，但是，骨头汤却是有味道无内涵。检测结果表明，骨头汤中骨胶原蛋白含量非常少，钙、镁、锶、锰、钒、氟等矿物质的含量微乎其微，几乎等同于矿泉水。这是因为骨骼中的骨胶原蛋白、糖胺多糖、羟基磷酸钙、镁、锶、锰、钒等矿物质都不溶于水。科学研究证明，喝骨头汤对骨营养补充几乎没有作用。

（2）普通骨粉

普通骨粉广泛利用起源于牦牛骨髓壮骨粉。由于这些骨粉在制作过程中必须经过高温、高压、离心、去脂、干燥等处理，骨髓中的大部分脂肪物质、部分蛋白质、部分矿物质已经流失，不能满足骨营养的全面、均衡比例的要求。普通骨粉颗粒较大（100～200目，直径100～300微米），难以消化吸收。普通骨粉经过高温、高压处理，蛋白质与矿物质盐（羟基磷酸盐）分离，破坏了原有的骨组织分子结构。因此，普通骨粉无法满足骨营养的基本要求（营养全面、均衡比例、活性结构），难以被人体吸收、利用。普通骨粉重金属含量高，不能作为安全食品长期食用。

（3）酶解骨粉

基于普通骨粉的颗粒过大，难以消化，于是研究利用蛋白酶对普通骨粉进行体外酶解处理。这些骨粉经体外酶解后可以得到少量氨基酸或多肽螯合的矿物质，如氨基酸螯合钙等，骨粉的颗粒也变得更小了，也更容易被人体消化吸收。但是，酶解骨粉制取的氨基酸或多肽螯合矿物质含量低，而且在胃酸中容易被破坏，氨基酸或多肽螯合物在盐酸作用下，生成游离金属离子和氯化物。酶解骨粉只是将人体肠道部分消化功能在体外人工完成，人为地把营养吸收程序转变为肠道—口—胃—肠道，违反营养吸收正常程序（口—胃—肠），忽略了人体消化道从胃到肠的酸碱变化影响。由于酶解骨粉原材料为普通骨粉，因而酶解骨粉与普通骨粉一样，无法满足骨营养的成骨要求（全面、均衡、活性营养）。因而，酶解骨粉不能从根本上解决骨营养吸收、利用问题。同时，酶解也不能改变重金属污染问题。事实上，人体肠道具有超强的蛋白质、淀粉酶，只要颗粒足够小（1000道尔顿），能够与消化酶完全接触，就可以完全被消化成可以吸收的产物，体外酶解或许是画蛇添足。

（4）超微骨粉

由于普通骨粉颗粒过大，难以被人体充分吸收利用。超微骨粉便成为研究方向。据报道，有人利用猪扇骨制造出颗粒在200～350目（直径在50微米左右）的骨粉颗粒，从而使颗粒具有高溶解性、高吸附性、高流动性等多方面的特性，但是依然要经过高温、干燥、离心、去脂等处理。因此，应用此技术制取的骨粉虽然颗粒更小，但对肠道来讲仍然过大，在肠道消化吸收不完全；由于需要离心、去脂等处理，骨营养中部分营养物质流失，不能满足骨营养的全面、均衡、活性要求。普通超微骨粉制造工艺具有局限性，只能加工猪扇骨类这些较软的骨骼，限制了更符合人体需要的硬骨利用。此方法也不能减少重金属的污染问题。所以，普通超微骨粉无法从根本上满足骨营养的要求。

总之，目前三种利用动物骨骼的技术都存在不足（表1-2）：①没有包含全部骨组织营养成分，未达到全面均衡的要求；②颗粒细度过大，如普通骨粉与超微骨粉颗粒细度为60～90微米，与1000道尔顿差20万倍以上，酶解骨粉细度为5微米，与1000道尔顿差125倍以上；③分子结构被破坏，骨粉制备过程中经过高温等处理，蛋白质与矿物质螯合结构被破坏；④酶解骨粉制备的氨基酸与小分子肽螯合矿物质有限，直接口服会被胃酸破坏；⑤重金属超过普通食品限量要求，不能作为普通食品食用，只能作为特殊食品或食品添加剂限量食用。

表 1-2　三种骨粉比较

种类	颗粒细度	成分	胃中变化	肠道变化	重金属
普通骨粉	200 目 90 微米	不全	变化不大	消化不完全	标准 2.0 实际 ≥ 0.7
酶解骨粉	3600 目 5 微米	不全	1. 氨基酸与盐酸反应 2. 氨基酸螯合钙被盐酸置换成离子 3. N- 乙酰基氨糖被酸化	矿物质主要以离子方式吸收	标准 2.0 实际 ≥ 0.7
超微骨粉	300 目 60 微米	不全	变化不大	消化不完全	标准 2.0 实际 ≥ 0.7

第二章

骨营养研究新技术

第一节

骨营养制备技术

一、解决吸收问题

（1）依据骨营养矿物质吸收特点，离子吸收通道的局限性无法克服，通过离子通道吸收的矿物质盐类难以从根本上解决其吸收难的问题。氨基酸螯合矿物质分子可以通过氨基酸吸收通道直接吸收，但提高肠道内可溶的氨基酸螯合矿物质分子浓度仍然是需要解决的问题。由于无法避免胃酸分解破坏，直接口服氨基酸螯合矿物质不是可行的方法。能够避免胃酸破坏又能在肠道分解出氨基酸螯合矿物质分子是解决矿物质吸收的有效途径。

（2）依据骨营养中蛋白质与糖胺多糖吸收特点，最好的解决方法是将骨胶原蛋白、糖胺多糖的营养物质粉碎到1000道尔顿。

二、解决利用问题

（1）骨营养构成有四大类、数十种，其均衡比例关系复杂，依据骨营养成骨利用要求全面、均衡的营养特点，人为完成这些营养配方几乎是不可能的。所以要全面、均衡的骨营养只能从动物骨骼中获取。

（2）依据骨营养成骨利用要求活性营养特点，只有从动物骨组织分解的产物其分子结构才能满足活性要求。

综上所述，若在保留动物骨骼中营养物质分子结构的前提下，将新鲜的动物骨骼（含硬骨、软骨、关节液、骨膜）粉碎到分子质量1000道尔顿就可以从根本上解决骨营养的吸、收利用问题。

第二节

动物骨骼利用技术

　　动物骨骼含有人体骨骼想尽的营养成分、比例、结构，通过动物骨骼制备骨营养产品需要满足三个基本要求：（1）骨颗粒低于1000道尔顿。（2）保留动物骨骼营养成分及比例。（3）不破坏营养物质分子结构。常规的骨骼利用技术无法满足要求，需要寻找新方法、新技术。

　　依据骨营养制备技术，广州市骨全能生物食品有限公司从2007年开始应用动物骨骼制备新鲜超微骨营养颗粒，研究获得了成功，于2013年取得国家发明专利授权。

一、国家发明专利技术

　　专利名称为一种鲜骨肉粉及其制备和食用方法，专利号：ZL.2013.1.0312231.1，其特点为：将新鲜进口的牛膝关节在低于0℃下粗碎成鲜骨粗颗粒，再在低于-150℃温度下直接精碎成直径约1.0微米的超微骨营养颗粒。

二、超微骨营养颗粒成分分析

　　这种加工技术无须经过离心分离，保证了加工后产物与原骨骼成分一致，满足了骨营养全面、均衡的要求；由于加工全过程均在低温状态下进行，保留了原骨骼成分之间的分子结构，满足了骨营养的活性结构的要求。这些超微骨营养颗粒是骨蛋白与矿物质螯合结构，蛋白质包裹矿物质，避免矿物质与胃酸直接接触，保证特定蛋白质与矿物质螯合结构不被胃酸破坏，又能保证蛋白质与肠道消化酶充分接触，容易在消化道中水解为可溶性的氨基酸或小分子肽，以及氨基酸或小分子肽螯合矿物质的分子等，即超微骨营养颗粒在肠道分解产物具有骨组织全部营养成分，具有与骨组织相同的成分比例，具有与骨组织相同的氨基酸螯合矿物质分子结构，可满足骨营养全面、均衡、活性的要求。

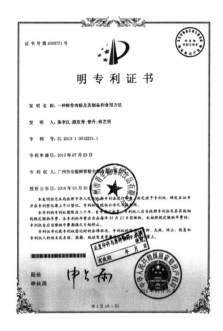

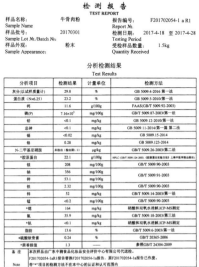

三、超微骨营养颗粒大小分析

（1）超微骨营养颗粒大小

超微骨营养颗粒细度峰值为1000纳米，见图2-1：

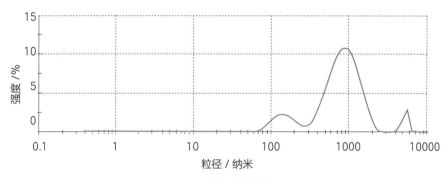

图 2-1 超微骨营养颗粒细度

（2）超微骨营养颗粒质量

1道尔顿＝1.66×10⁻²⁴克，1000道尔顿＝1.66×10⁻²¹克，骨密度≈1.1克/立方厘米

1颗粒质量＝（4/3）×3.14×R^3×1.1（R为颗粒半径）

$\quad\quad\quad\quad= （4/3）×3.14×（0.5×10^{-9}）^3×1.1≈0.5×10^{-27}（T）$

$\quad\quad\quad\quad= 0.6×10^{-21}克$

$\quad\quad\quad\quad≈361道尔顿$

由此可见，超微骨营养颗粒质量小于1000道尔顿。

四、超微骨营养颗粒在胃肠道中的变化

（1）超微骨营养颗粒经37℃胃液浸泡60分钟，进行电镜检查及分解产物分析。由图2-2（1）可知：超微骨营养颗粒经过胃液消化后仍然呈明显的层状结构，游离钙含量无明显增加，说明胃液几乎不消化这些骨营养颗粒。

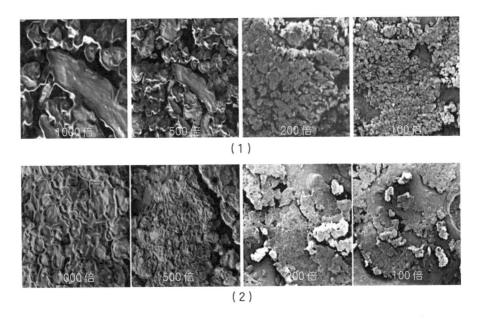

（1）

（2）

图2-2　超微骨营养颗粒电镜图

（2）超微骨营养颗粒经37℃肠液浸泡60分钟，进行电镜检查及分解产物分析。由图2-2（2）可知：超微骨营养颗粒经肠液消化后颗粒完全溶解，分析显示，可溶钙浓度明显升高，通入二氧化碳未见明显沉淀物。

实验证明　此技术制备的超微骨营养颗粒，其细度既能避免胃酸破坏，又能满足肠道消化吸收要求。

第三节

除重金属技术

　　骨营养需要每天定量补充，达到普通食品安全等级。动物骨骼制备的骨营养产品含有丰富的骨营养成分，但对人体有害的重金属含量也非常高，牛骨骼中重金属铅含量达到1.0～2.0毫克/千克，远超出普通食品的国家安全标准，不解决重金属污染问题，就不能作为普通食品长期食用。广州市骨全能生物食品有限公司发明了除重金属技术，经此技术处理后的骨营养颗粒既可以保留骨骼原有的营养成分，又能除去其中对人体有害的重金属铅，可以将骨骼中重金属铅含量从1.5毫克/千克降到未检出水平（检测极限≤0.05毫克/千克），与《食品安全国家标准　食品中污染物限量》（GB 2762—2017）（谷类≤0.2毫克/千克，肉类≤0.4毫克/千克，牛奶≤0.05毫克/千克）比较，骨营养颗粒达到食品安全级。

　　动物骨骼中，除重金属外，每种成分均是人体需要的骨营养物质，去除重金属后的骨营养颗粒，可以长期食用。

第三章

骨营养与健康研究

骨营养可以促进骨骼外延构建性生长（身高、体重改变）及内部重建（骨量、骨密度、骨强度改变），还可以维持稳定的血液骨营养浓度，保证人体生理需要。当骨营养得到有效补充，人体的生长发育、血钙浓度、骨量、血压等会发生什么改变呢？广州市骨全能生物食品有限公司与广东海洋大学、青岛科技大学、广州中医药大学等开展了一系列合作研究。

第一节

骨营养对大白鼠生长发育的影响

一、促进SD大鼠生长

将120只SD大鼠随机分成4组，其中1组为生理盐水对照组，3组为低、中、高剂量试验组，每天补充相应剂量的骨营养粉，观察体重变化情况，结果如下（表3-1）。

表3-1　骨营养粉对大鼠体重影响的比较

组别	平均体重／克			
	3月龄	4月龄	5月龄	6月龄
对照组	272.2±1.2	284±0.81	289±0.34	293±0.38
低剂量组	269.4±2.0	289±0.75	301±0.52	310±0.32
中剂量组	273.0±1.0	293±1.0	312±0.33	324±0.61
高剂量组	272.1±2.0	299±0.92	311±0.45	327±0.43

实验结果

6月龄SD大鼠平均体重，骨营养粉低剂量组与对照组有显著差异（$P<0.05$）；中、高剂量组与对照组及低剂量组有显著差异（$P<0.01$）；但中剂量与高剂量差异不明显（$P>0.05$）。

二、提高SD与去势雌性SD大鼠骨密度

将36只SD雌性大鼠随机分成4组，其中1组为标准对照组（生理盐水），1组为中剂量骨粉组，1组为去势对照组（去势手术+生理盐水），1组为去势实验组（去势手术+中剂量骨粉），观察股骨远心端骨密度与股骨中点骨密度变化情况，结果如下（表3-2）。

表 3-2　骨密度影响的比较　　　　　　单位：克／平方厘米

分组	例数	股骨远心端骨密度	股骨中点骨密度
标准对照组	12	0.155 ± 0.004	0.148 ± 0.005
标准骨粉组	12	0.189 ± 0.004	0.169 ± 0.001
去势对照组	12	0.148 ± 0.005	0.141 ± 0.006
去势骨粉组	12	0.160 ± 0.002	0.156 ± 0.005

实验结果

标准骨粉组明显优于对照组，提示超微骨营养可以提高SD大鼠的骨密度；去势骨粉组明显优于去势对照组，提示去除性激素作用的SD大鼠，超微骨营养仍然可以通过加强营养方式，提高其骨密度。

第二节

骨营养对人体血钙的影响

一、血钙浓度与人体健康

补钙实际上是补充血钙或补充骨钙。血钙是维持人体组织细胞功能非常

重要的电解质，如维持神经细胞、肌肉细胞、血管平滑肌细胞的正常兴奋性，参与血液的凝固过程，参与调节或激活多种酶的活性，与免疫力、性功能等有关。

血钙浓度偏低常见于0～14岁儿童及老年患者，0～14儿童低血钙会影响脑发育，出现宝宝睡眠减少、睡眠浅、容易惊醒、注意力不集中、多动、记忆力不足等现象，严重时骨骼发生畸形，如方颅、鸡胸、串珠胸、X或O形腿等。老年患者多见腿脚抽筋、睡眠减少、夜尿多、性功能下降、记忆力减退、腰酸背痛等现象，严重时会发生骨质增生、骨质疏松、骨关节炎等疾病。

二、血钙浓度如何维持

人体血钙正常值为2.25～2.75毫摩尔/升（9～11毫克/100毫升），人体是通过什么途径维持在这个稳定浓度的呢？

人体通过胃肠道吸收与排泄、肾脏吸收与排泄、骨骼吸收与形成三方面来维持血钙浓度的稳定。甲状旁腺素与降钙素调节钙流动的方向与速度，激发甲状旁腺素与降钙素分泌或抑制的主要信号来源于血钙、磷浓度的变化，见图3-1。在9～11毫克/100毫升的正常浓度范围内，蓝黑线间范围内的钙磷浓度

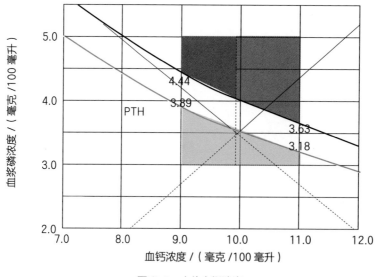

图3-1　人体血钙浓度

激发的降钙素与甲状旁腺素分泌处于平衡状态，骨骼钙吸收与钙沉积基本平衡，胃肠道与肾脏钙排泄为生理性消耗。胃肠道每天生理基础排出量约300毫克，肾脏生理基础排泄为300毫克，汗液排泄一些，那么人体每天生理需要补充量大于600毫克。若血钙超过10毫克/100毫升，降钙素分泌增加，血钙快速排出速度远超血钙沉积。所以补钙时应尽量避免单独补钙，最好钙磷同补（比例2：1），这样血钙浓度在10毫克/100毫升以下就可以激发钙、磷沉积，避免钙排出超出生理排出。

三、骨营养对人体血钙影响的观察

选取10岁男童、女童以及60岁男性、女性老人各10人，每人口服超微骨营养颗粒10克（含钙量600毫克），分别观察空腹、1小时、2小时、3小时、4小时血清钙、磷浓度。

（1）血钙观察结果如下（表3-3）

表3-3　10岁男童血钙浓度统计表　　　　　单位：毫摩尔／升

序号	空腹	1小时	2小时	3小时	4小时
1	2.01	2.02	2.45	2.24	2.11
2	1.96	2.08	2.5	2.45	2.4
3	2.21	2.3	2.44	2.4	2.4
4	2.08	2.11	2.39	2.7	2.36
5	2.33	2.33	2.36	2.44	2.24
6	2.05	2.06	2.56	2.35	2.3
7	1.93	2	2.35	2.34	2.3
8	2.2	2.24	2.58	2.4	2.36
9	2.11	2.18	2.61	2.54	2.31
10	2.18	2.2	2.44	2.36	2.3
平均值	2.106	2.152	2.468	2.422	2.308

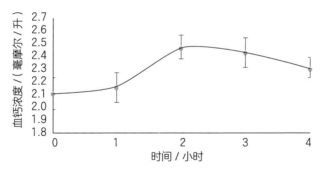

图 3-2　10 岁男童血钙浓度时间变化图

表 3-4　10 岁女童血钙浓度统计表　　　　　　单位：毫摩尔 / 升

序号	空腹	1 小时	2 小时	3 小时	4 小时
1	2.18	2.2	2.56	2.42	2.23
2	2.02	2.18	2.48	2.45	2.2
3	2.41	2.44	2.77	2.65	2.5
4	1.86	2.09	2.54	2.5	2.4
5	1.98	2.19	2.68	2.42	2.35
6	2.31	2.33	2.48	2.51	2.26
7	2.11	2.35	2.67	2.43	2.35
8	2.04	2.18	2.45	2.4	2.3
9	2.05	2.3	2.4	2.36	2.2
10	2.12	2.3	2.53	2.43	2.19
平均值	2.108	2.256	2.556	2.457	2.298

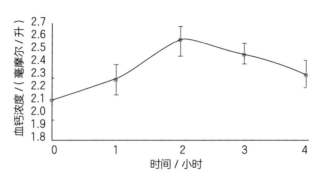

图 3-3　10 岁女童血钙浓度时间变化图

表 3-5 60 岁男性血钙浓度统计表 单位：毫摩尔 / 升

序号	空腹	1 小时	2 小时	3 小时	4 小时
1	2.16	2.3	2.54	2.4	2.2
2	2.38	2.46	2.52	2.41	2.28
3	2.25	2.28	2.68	2.38	2.25
4	2.09	2.19	2.51	2.44	2.1
5	1.87	2.08	2.49	2.4	2.16
6	2.06	2.17	2.77	2.61	2.14
7	2.19	2.35	2.61	2.3	2.18
8	2.38	2.46	2.5	2.4	2.4
9	2.26	2.39	2.56	2.31	2.31
10	2.36	2.4	2.46	2.39	2.36
平均值	2.2	2.308	2.564	2.404	2.238

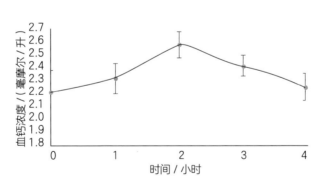

图 3-4 60 岁男性血钙浓度时间变化图

表 3-6 60 岁女性血钙浓度统计表 单位：毫摩尔 / 升

序号	空腹	1 小时	2 小时	3 小时	4 小时
1	2.25	2.3	2.7	2.35	2.19
2	2.31	2.33	2.5	2.4	2.3
3	2.09	2.19	2.49	2.3	2.11
4	2.01	2.18	2.56	2.28	2.18

续表

序号	空腹	1 小时	2 小时	3 小时	4 小时
5	1.99	2.05	2.44	2.41	2.05
6	2.08	2.31	2.68	2.44	2.16
7	2.14	2.3	2.71	2.39	2.2
8	1.88	1.96	2.46	2.25	2.2
9	2.05	2.15	2.64	2.4	2.1
10	2.31	2.33	2.44	2.38	2.3
平均值	2.111	2.21	2.562	2.36	2.179

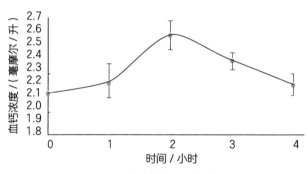

图 3-5　60 岁女性血钙浓度时间变化图

（2）血磷观察结果如下

表 3-7　10 岁男童血磷浓度统计表　　　　单位：毫摩尔／升

序号	空腹	1 小时	2 小时	3 小时	4 小时
1	1.66	1.68	1.71	1.69	1.6
2	1.62	1.68	1.7	1.63	1.59
3	1.58	1.64	1.66	1.64	1.62
4	1.46	1.47	1.61	1.59	1.43
5	1.37	1.49	1.54	1.46	1.45
6	1.47	1.56	1.6	1.57	1.5

续表

序号	空腹	1 小时	2 小时	3 小时	4 小时
7	1.61	1.65	1.78	1.63	1.62
8	1.67	1.67	1.91	1.67	1.62
9	1.55	1.66	1.96	1.64	1.54
10	1.64	1.7	1.74	1.64	1.61
平均值	1.563	1.62	1.721	1.616	1.558

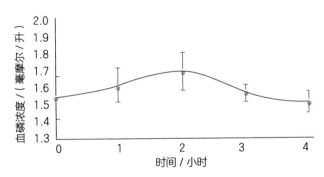

图 3-6　10 岁男童血磷浓度时间变化图

表 3-8　10 岁女童血磷浓度统计表　　　　单位：毫摩尔 / 升

序号	空腹	1 小时	2 小时	3 小时	4 小时
1	1.6	1.64	1.7	1.6	1.54
2	1.65	1.68	1.71	1.62	1.58
3	1.59	1.6	1.67	1.58	1.6
4	1.45	1.45	1.65	1.55	1.5
5	1.29	1.47	1.5	1.47	1.43
6	1.39	1.64	1.67	1.6	1.45
7	1.55	1.48	1.56	1.5	1.5
8	1.67	1.77	1.78	1.53	1.46
9	1.6	1.69	1.9	1.61	1.5
10	1.6	1.68	1.7	1.56	1.5
平均值	1.539	1.61	1.684	1.562	1.506

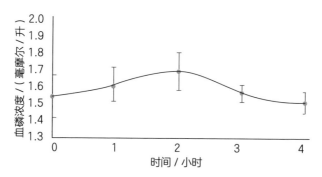

图 3-7　10 岁女童血磷浓度时间变化图

表 3-9　60 岁男性血磷浓度统计表　　　　　　　　　　单位：毫摩尔／升

序号	空腹	1 小时	2 小时	3 小时	4 小时
1	1.01	1.3	1.53	1.32	1.2
2	1.28	1.33	1.64	1.39	1.23
3	1.25	1.37	1.57	1.45	1.19
4	0.98	1.2	1.57	1.33	1.06
5	0.99	1.24	1.52	1.34	1.13
6	1.27	1.36	1.46	1.4	1.28
7	1.34	1.34	1.56	1.3	1.26
8	1.58	1.59	1.64	1.53	1.5
9	1.27	1.36	1.55	1.42	1.31
10	1.36	1.45	1.67	1.16	1.41
平均值	1.233	1.354	1.571	1.364	1.257

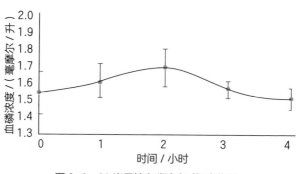

图 3-8　60 岁男性血磷浓度时间变化图

表 3-10　60 岁女性血磷浓度统计表　　　　　　　　　单位：毫摩尔 / 升

序号	空腹	1 小时	2 小时	3 小时	4 小时
1	1.23	1.4	1.46	1.39	1.21
2	1.22	1.26	1.41	1.31	1.22
3	1.25	1.29	1.34	1.25	1.24
4	1.02	1.21	1.39	1.21	1.11
5	1.12	1.23	1.52	1.31	1.09
6	1.29	1.4	1.63	1.44	1.14
7	1.3	1.36	1.47	1.39	1.23
8	1.17	1.27	1.46	1.28	1.22
9	1.2	1.32	1.43	1.31	1.17
10	1.3	1.45	1.51	1.33	1.29
平均值	1.21	1.319	1.462	1.322	1.192

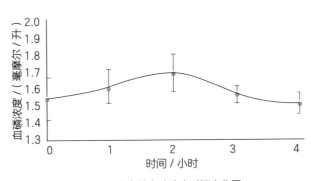

图 3-9　60 岁女性血磷浓度时间变化图

四、实验数据分析及结论

（1）10岁儿童空腹时平均血钙浓度低于正常值2.25毫摩尔/升，口服骨营养后1～4小时观察时间内血钙均在正常范围内，最高血钙为2.556毫摩尔/升，多数情况下在2.5毫摩尔/升左右。此血钙浓度不会激发降钙素过度分泌，肾脏与肠道排出仍然接近生理排出，1～4小时最低血磷为1.506毫摩尔/升，最低血钙磷浓度乘积＝（2.152×40×1.506×31）/100＝40.18＞40，血钙磷主要沉积于骨骼而不是经粪、尿排出。

虽然10岁儿童在血钙低于生理需要浓度仍然促进钙磷沉积，维持骨量增加，但要牺牲生理需要，对儿童非骨组织生长发育不利。所以儿童缺钙，最早出现的症状主要是生理功能异常，如宝宝睡眠减少、睡眠浅、容易惊醒、注意力不集中、多动、记忆力不足、易患感冒、过敏、湿疹等，然后才是骨骼强度不足，骨骼形态改变如方颅、鸡胸、串珠胸、X或O形腿等佝偻病表现，提示宝宝已经较长时间缺钙。

（2）60岁老人空腹平均血钙浓度低于正常值2.25毫摩尔/升，口服骨营养后，1~4小时观察时间内血钙基本在正常范围内，最高血钙为2.564毫摩尔/升，多数情况下在2.5毫摩尔/升左右。此血钙浓度不会激发降钙素过度分泌，肾脏与肠道排出接近生理排出。在1小时、4小时时刻，钙磷浓度乘积范围在32.2~38.8，骨钙磷溶解大于血钙磷沉积，骨量流失；在2~3小时时间段，血钙磷浓度乘积范围在38.8~46.5，血钙磷沉积大于骨钙磷溶解，骨量增加。

由此可知，对于老年人群，较低水平的正常血钙浓度未能促进钙磷沉积，而过高的血钙浓度（＞2.5毫摩尔/升）又会激发降钙素分泌，增加尿、粪排出，所以老人单纯补钙，难以促进钙磷沉积，这与医学临床研究观察到的结果一致。钙磷同补，即可以在不激发降钙素过度分泌的前提下，促进钙磷沉积，提高其生物利用度。

骨营养能够同时提高血钙、血磷浓度，钙磷同补，在较低正常血钙浓度时就可以促进钙磷向骨骼沉积，又不增加血钙排出，提高生物利用度，降低结石风险。

第三节
骨营养对人体骨量的影响

一、骨量与骨骼健康

骨量是单位体积骨组织总质量，即骨量＝单位体积骨营养总质量。骨量代表骨骼健康状况。骨密度是骨量的量化指标，医学上应用双能X射线骨密度仪（DEXA）检测腰椎或股骨头部位的骨密度，与健康、年轻人群骨密度的平均值相比，低于同性别、同种族正常成人的骨峰值不足1个标准差属于正常骨量，1~2.5个标准差（$-2.5 < T \leq -1$）以内为骨量减少症，或等于2.5个标准差为骨质疏松症，若同时伴有一处或多处骨折，则被定义为严重骨质疏松。骨量对应骨骼功能时期见表3-11。

表 3-11　骨量对应骨骼功能期

骨密度 T 值	医学诊断	与正常值比[①]	与峰值比[②]	生理功能	力学功能
0 ~ 1	峰值骨量	高 1 个标准差以内	流失 6%	人生峰值	最佳时期
−1 ~ 0	正常负值	低 1 个标准差以内	流失 6% ~ 12%	基本满足	正常活动
−2.5 ~ −1	骨量减少	低 1 ~ 2.5 个标准差以内	流失 12% ~ 24%	低于需要	活动受限
−2.5 及以下	骨质疏松	低 2.5 个标准差以上	流失超过 24%	严重缺失	需要帮助

注：①同性别、同种族正常成人平均骨量；②同性别、同种族正常成人峰值骨量。

骨骼功能包括生理功能与力学功能：

骨量T值在−1~0时，骨骼功能处于满足正常活动和生理基本需要（维持血液电解质及血细胞稳定）时期，但在人体最薄弱的某个系统中，会首先出现功能不足。如呼吸系统功能最薄弱，会出现呼吸困难症状；如心血管系统功能最薄弱，会出现高血压、冠心病等；如内分泌系统功能最薄弱，可能发生高血糖、高血脂、肥胖症等；如泌尿系统功能最薄弱，可能会发生多尿、夜尿等；如神经系统功能最薄弱，可能发生睡眠障碍、多梦、记忆力减退、精神障碍等；如生殖系统最薄弱，可能发生性功能障碍、生殖能力低下等；如皮肤功能最薄弱，可能发生脱发、皱褶、失去光泽弹性等。

骨量T值在−2.5~−1时，骨骼功能处于低于生理需要，力学功能受限时期。生理上有两个或多个系统的功能减退，如高血糖（内分泌）并有高血压（心血管）。同时骨骼力学功能减退，骨骼微结构损坏。骨骼微结构损坏是指骨小梁的厚度变薄，数量变少，骨小梁骨折（微骨折）等。微骨折本身肉眼看不见，在早期即便精密仪器也无法检测到，只有当多条骨小梁骨折吸收，形成微小空洞，经X射线影像检测才能发现。此时虽然X射线影像检查难见明显空洞，但骨小梁发生微骨折，意味着骨骼强度相应降低，当某部位的骨骼强度降低，骨骼就发生增生补救（在人体最受力的脊椎关节、膝关节首先发生增生改变），骨关节两端发生骨质增生或骨刺形成。如关节增生到一定程度，医学仪器检查发现可见的关节边缘增生凸起，医学上才称骨质增生症或骨刺形成。临床症状可有腰酸背痛、腰腿痛，关节活动范围变窄（如弯腰受限、上肢在背部上下不能交叉等）。

骨量T值在-2.5以下时，骨骼功能明显不能满足生理需要，也不能满足基本力学需要。出现多系统功能明显衰退，如性功能、生殖功能衰退，多尿、夜尿，皮肤衰老，多种代谢性疾病。骨骼强度不足以支撑体重，结构损坏，此时微骨折、骨质增生、骨刺形成加重，严重时可以脊椎变形或压缩性骨折，外观可见身体变矮，龟背或驼背等，运动功能严重受限，生活基本可以自理。若发生可见骨折，即进入末期，运动功能基本丧失，生活不能自理。

二、中国人的骨量现状

根据11万名各年龄段中国人骨密度调查数据统计腰椎L1～L4与股骨颈部位骨密度平均值，结果如下（表3-12，表3-13）。

表3-12　中国人各年龄段L1～L4部位骨密度平均值　　单位：毫克/平方米

年龄段	男性骨量	女性骨量	骨量	功能时期
0~20岁	0.9749	0.9891	上升	生理功能上升，运动加强
20~30岁	1.0184	1.0163	峰值	生理功能峰值，运动至佳
30~40岁	1.0066	0.9897	平台	生理功能正常，运动减退
40~50岁	0.8884	0.8572	减少	生理功能减弱，运动受限
50~60岁	0.8203	0.7348	骨质疏松	生理功能减退，生活自理
60~70岁	0.7213	0.7163	骨质疏松	生理功能退化，需要帮助

注：从上表数据分析可知，男性、女性腰椎的骨密度峰值出现在30岁左右，其后呈现下降趋势，骨量每年流失约1%。男性60岁左右平均流失19%，到70岁平均流失29%，超过骨质疏松诊断标准（-24%）；女性60岁骨量平均流失达到27%，超过骨质疏松诊断标准（-24%）。

表 3-13　中国人各年龄段股骨颈部位骨密度平均值　　单位：毫克 / 平方米

年龄段	男性骨量	女性骨量	骨量	功能时期
0~20 岁	0.9264	0.8095	上升	生理功能上升，运动加强
20~40 岁	0.8275	0.7694	峰值	生理功能峰值，运动至佳
40~50 岁	0.7776	0.7036	平台	生理功能正常，运动减退
50~60 岁	0.7321	0.6101	减少	生理功能减弱，运动受限
60~70 岁	0.6842	0.5546	骨质疏松	生理功能减退，生活自理

注：从上表数据分析得知，男性、女性股骨颈的骨密度峰值出现在 20 岁左右，其后呈现下降趋势，骨量每年流失约 1%。男性 60 岁骨量平均流失 20%，到 70 岁平均流失 26%，超过骨质疏松诊断标准（−24%）；女性到 60 岁骨量平均流失达到 −25%，超过骨质疏松诊断标准（−24%）。

综上，中国人骨量现状为：股骨颈骨量峰值出现在20岁，腰椎骨量峰值出现在30岁。男性60岁超过50%人群骨量减少，70岁超过50%人群患骨质疏松；女性60岁超过50%人群患骨质疏松。

三、骨量的影响因素

骨量主要受到遗传、营养、运动、习惯四大因素的影响，骨量变化是四大因素共同作用的结果。

遗传因素即人体遗传DNA—转录RNA—翻译蛋白质，与骨量直接相关的蛋白质是生长激素、性激素等。一般认为遗传对骨量有较大的影响。

骨营养是组成骨组织的营养物质，单位体积骨营养总质量等于骨量。骨营养的数量与质量（如营养成分是否齐全、比例是否均衡、结构是否具有活性等）都会影响骨组织合成的速度以及成骨的质量，是后天最重要的影响因素，约占20%。

过激或过少的运动都不利于骨骼合成，只有合适的运动才能有利于骨骼合成，提高人体骨量，影响约占5%。

好的生活习惯如不抽烟、不喝酒、不熬夜等可以减少骨量流失，而不良的习惯会加速骨量流失，影响约占5%。

除了遗传外的因素，骨营养因素是我们必须考虑的，骨营养对骨量的影响又有哪些呢？

四、骨营养对人体骨量影响实验

实验证明，补钙可以提高人体骨密度，但在中老年人群实验中，普遍认为单纯补钙难以提高人体骨密度。为了解骨营养对老年人骨密度的影响，随机选50例50~80岁老人，男25例，女25例。每天食用10克活性超微骨营养颗粒，连续食用4个月，用双能X射线骨密度仪（DEXA）检测食用前后腰椎L1~L4及股骨颈的骨密度。结果显示：40例观察到骨密度逆向升高；6例骨密度没有明显改变，4例腰椎骨密度下降（此4例均出现食用前腰椎骨密度T值高于标准数倍，而股骨颈骨密度符合骨质疏松诊断，判定为严重骨质增生导致的假性腰椎骨密度升高）。经统计学验证，L2~L4骨密度食用前后对比，$P < 0.05$；股骨颈骨密度食用前后对比，$P < 0.01$，具有明显区别。

表3-14　50~80岁人群食用活性超微骨营养颗粒前后骨密度的变化　单位：克/平方厘米

部位	例数	食用前平均骨密度	食用后平均骨密度
L2~L4	50	0.8970 ± 0.1121[1]	0.9419 ± 0.0710[1]
股骨颈	50	0.7013 ± 0.0822[2]	0.7294 ± 0.0817[2]

注：①L2~L4骨密度食用前后对比，$P < 0.05$；②股骨颈骨密度食用前后作对比，$P < 0.01$。

五、实验讨论

依据我国人体骨密度统计数据，腰椎骨密度峰值约出现在30岁，股骨颈骨密度峰值约出现在20岁，其后逐渐下降。既往研究表明，单纯补钙或组合补钙等营养干预难以提高50岁以上人群的骨密度，骨营养可以显著提高50岁以上人群的骨密度。

下面依据影响骨量的四个因素作用大小，通过数学模型进行分析：

（1）现有骨营养状况下四个因素对骨量的影响

人体骨量主要受遗传、营养、运动、习惯四大因素作用影响，其综合作用结果（综合系数）与骨量增减直接相关，即：变化骨量 = K × 综合系数（K为常数）。0~30岁，人体骨量从零到峰值，即峰值骨量 = K × 综合系数（0~30岁）。

人体骨量变化经历从无到有，再到顶峰，然后由盛而衰的规律变化过程。影响骨量的四个因素中，只有遗传因素具有这样的变化规律，即骨量的这种变化是遗传因素变化的结果。由于从0～20岁，骨量变化值为增量95%，即遗传作用达到70%×95%＝0.665（假设遗传影响70%，取男性腰椎骨量值）。

假设营养因素约占20%，依据世界卫生组织调查结果，人体摄入钙只满足需要量的48%，即缺失52%，影响系数为20%×52%≈0.1。

运动与习惯因素各占5%，运动、习惯因素取最大值计算，分别为0.05，−0.05。

生理消耗50%，生理系数为−0.5。

根据表3.2.1人体实际骨密度变化，可以计算出在遗传因素约占70%情况下的综合系数。

0～20岁时期，综合系数＝0.665（遗传）+0.1（营养）+0.05（运动）−0.05（习惯）−0.5（生理消耗）＝0.265，由于骨密度变化与综合系数成正比，依据各时期人体骨密度变化，计算出各时期的综合系数：

20～30岁时期综合系数：0.265×（1+5%）＝0.278，

30～40岁时期综合系数：0.278×（1−1%）＝0.275，

40～50岁时期综合系数：0.278×（1−12%）＝0.245，

50～60岁时期综合系数：0.278×（1−19%）＝0.225，

60～70岁时期综合系数：0.278×（1−29%）＝0.197。

综合四个因素发现，骨量随遗传变化规律而变化，具体如下表3-15。

表 3-15　现骨营养状况下四大因素对骨量影响对应表（男性）

年龄 / 岁	遗传	营养	运动	习惯	生理	综合系数	骨量 /（毫克 / 平方米）
0 ～ 20	0.665	0.1	0.05	−0.05	−0.5	0.265	0.9749
20 ～ 30	0.678	0.1	0.05	−0.05	−0.5	0.278	1.0184
30 ～ 40	0.675	0.1	0.05	−0.05	−0.5	0.275	1.0066
40 ～ 50	0.645	0.1	0.05	−0.05	−0.5	0.245	0.8884

续表

年龄 / 岁	遗传	营养	运动	习惯	生理	综合系数	骨量 /（毫克 / 平方米）
50 ~ 60	0.625	0.1	0.05	−0.05	−0.5	0.225	0.8203
60 ~ 70	0.597	0.1	0.05	−0.05	−0.5	0.197	0.7213

由于0～30岁人体获取的骨量为1.0184毫克/平方米，那么：

K = 变化骨量/综合系数（0～30岁）= 峰值骨量/综合系数（0～30岁）

= 1.0184/0.278 = 3.663。

（2）骨营养状况改善后的骨量变化情况

假设遗传、运动、习惯三因素不变，营养因素提高到合格水平（60%），那么，骨营养从满足50%提升到60%，即影响因素为20%×60% = 0.12，计算出各生命周期的综合系数，依照变化骨量 = K × 综合系数（K为常数）计算出对应骨量，从而得出改变营养状况下的人体骨量。

表3-16　提高骨营养后人体骨量对应表（假设骨营养满足60%）

年龄 / 岁	遗传	营养	运动	习惯	生理	综合系数	对应骨量 /（毫克/平方米）	增加率
0 ~ 20	0.665	0.12	0.05	−0.05	−0.5	0.285	1.044	7.09%
20 ~ 30	0.678	0.12	0.05	−0.05	−0.5	0.298	1.092	7.23%
30 ~ 40	0.675	0.12	0.05	−0.05	−0.5	0.295	1.081	7.44%
40 ~ 50	0.645	0.12	0.05	−0.05	−0.5	0.265	0.971	9.30%
50 ~ 60	0.625	0.12	0.05	−0.05	−0.5	0.245	0.897	9.35%
60 ~ 70	0.597	0.12	0.05	−0.05	−0.5	0.217	0.795	10.32%

从表3-16可知，骨营养状况提高10%，从满足50%达到60%的及格水平后，人体的峰值骨量提高7.23%。随年龄增加，从20岁时提高7.09%，到70岁时达到10.32%。随年龄增长，遗传作用相对减弱，骨营养对骨量的影响更加明显。

进一步推算，如果骨营养获得80%的满足，见表3-17。

表 3-17　提高骨营养后人体骨量对应表（假设骨营养满足 80%）

年龄/岁	遗传	营养	运动	习惯	生理	综合系数	对应骨量/（毫克/平方米）	增加率
0 ~ 20	0.665	0.16	0.05	−0.05	−0.5	0.325	1.190	21.51%
20 ~ 30	0.678	0.16	0.05	−0.05	−0.5	0.338	1.238	21.56%
30 ~ 40	0.675	0.16	0.05	−0.05	−0.5	0.335	1.227	21.90%
40 ~ 50	0.645	0.16	0.05	−0.05	−0.5	0.305	1.118	25.84%
50 ~ 60	0.625	0.16	0.05	−0.05	−0.5	0.285	1.044	27.27%
60 ~ 70	0.597	0.16	0.05	−0.05	−0.5	0.257	0.941	30.46%

　　比较表3-15、表3-16、表3-17发现，不同的骨营养状况下，人体的实际骨量不同，骨营养状况好，实际骨量就高。营养状况改善，骨量也相应提高；到老年时，营养状况对骨量的影响最大。

　　以表3-15与表3-16的年龄为横坐标，骨量为纵坐标做折线图，如图3-10所示。

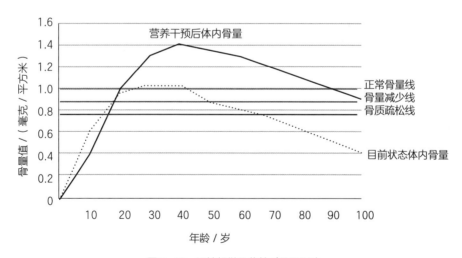

图 3-10　活性超微骨营养对骨量影响

　　从图3-10可知，提高骨营养状况后，100岁时的骨量仍处于目前40～50岁时的水平。提示随着骨营养的大力普及，未来老年人的骨量可以有比较大的提升空间。

第四节

骨营养对人体血压的影响

　　原发性高血压是常见的多发病，其发病机理与系统功能紊乱有关。据报道，原发性高血压患者的骨密度、血钙、血镁都明显低于正常人群。是否它们的改善也有助血压的恢复？

一、骨营养与原发性高血压初步实验

　　为了进一步了解骨营养对血压的影响，我们进行了以下临床试验。

　　选择年龄58～78岁人群206例（无糖尿病、甲状腺和甲状旁腺疾病、肾上腺疾病或慢性肾脏疾病、慢性肝病、各种癌症，也无长期服用糖皮质激素、雌激素等影响骨代谢的药物史），其中高血压病患者115例（A组），均符合《高血压防治指南（2004修订版）》的诊断标准，年龄58～77岁，平均（64.87±3.41）岁，非高血压者91例（B组），年龄59～78岁，平均（65.55±3.99）岁。

　　所选者均检测身高、体重、血压，计算体重指数，应用美国Osteometer Medi Tech公司DTX-200型双能X射线BMD仪测量骨密度（BMD）。

　　应用SPSS13.0统计软件进行统计分析，结果以均数±标准差（$\bar{x}±s$）表示。组间差异性检验用t检验及x^2检验，以$P<0.05$为差异有统计学意义。

试验结果

（1）高血压与非高血压组年龄、体重指数无显著差异（$P>0.05$），见表3-18。

表3-18　两组年龄、体重指数、血压（$\bar{x}\pm s$）

分组	例数	年龄 / 岁	体重指数	收缩压	舒张压
高血压组	115	64.87±3.41	24.68±2.90	153.96±14.73	91.42±9.83
非高血压组	91	65.55±3.99	23.9±3.30	121.38±11.16	77.51±8.15
P 值		0.189（>0.05）	0.06（>0.05）	<0.01	<0.01

（2）高血压与非高血压组的骨密度及骨质疏松症发生率具有显著差异（$P<0.05$），见表3-19。

表3-19　两组骨密度、骨质疏松率

分组	例数	骨密度 T 值	OP 例数	OP 发生率
高血压组	115	−0.96±1.69	39	33.9
非高血压组	91	−0.39±1.74	19	20.9
P 值		0.021（<0.05）		0.039（<0.05）

（3）高血压组食用骨营养120天后血压下降、骨密度升高，见表3-20。

表3-20　活性超微骨营养对骨密度及血压调节效果

分组	例数	骨密度 T 值	收缩压	舒张压
高血压食用前组	115	−0.96±1.69	153.96±14.73	91.42±9.83
高血压食用后组	115	−0.91±1.72	125.44±11.32	83.51±9.07
P 值		<0.05	<0.01	<0.01

结果表明，原发性高血压与骨量之间存在密切关系，骨量上升的同时，血压下降。

二、骨营养对高血压的作用机理

（1）高血压发生机理

高血压是指以体循环动脉血压（收缩压/舒张压）增高为主要特征（收缩压≥140毫米汞柱，舒张压≥90毫米汞柱），可伴有心、脑、肾等器官的功能或器质性损害的临床综合征。

原发性高血压是多因素结果，遗传、体重、电解质摄入、吸烟与饮酒、避孕药物、社会心理因素、年龄、性别等与高血压都有关系。其症状表现为：①血容量增加；②搏出量增加；③心率加速；④血管紧张度增高；⑤血管硬化。

由此可知，高血压发生根本原因为心脏、血管、肾脏、大脑等多器官生理功能失常导致的结果。

（2）药物控制血压机制

目前治疗高血压的方法为对心脏、血管、肾脏、大脑生理功能进行人为控制（见下表）。

表3-21　抗高血压药物与作用机制一览表

药物类别	常用药物	作用结果
利尿剂	氢氯噻嗪、氯噻酮	排水、排钠、减少血容量
β受体阻滞剂	美托洛尔、阿替洛尔、比索洛尔、卡维洛尔、拉贝洛尔	调整搏出量与心率
钙通道阻滞剂	硝苯地平、维拉帕米、地尔硫䓬	阻碍细胞外钙流向细胞内，降低血管张力与心肌收缩力
血管紧张素转换酶抑制剂（ACEI）	卡托普利、依那普利、贝那普利、赖诺普利、西拉普利、培哚普利、雷米普利、福辛普利	抑制血管紧张素 I 转换成血管紧张素 II
血管紧张素 II 受体抑制剂（ARB）	氯沙坦、缬沙坦、伊贝沙坦、替米沙坦、坎地沙坦	抑制血管紧张素 II 的作用

（3）骨营养影响血压机理分析

原发性高血压是多因素导致心脏、血管、肾脏、大脑等多脏器功能衰退所致。骨营养是组成人体骨骼的营养物质，没有直接降压作用，那么骨营养与血压之间存在怎样的关系呢？

首先，骨营养能够维持血液电解质浓度影响血压。一方面，骨营养中含有丰富的钙、镁、锶、锰、钒等矿物质，可以直接补充入血，维持血液电解质稳定；另一方面，骨营养可以参与骨组织合成，提高人体骨量，给骨骼"储能"，随时依照血液电解质浓度变化进行补充，维持血液电解质稳定。骨营养通过这两个方面影响血液中电解质的浓度，从而影响血压。

血压与血钠、铜、锌呈正相关；与钾、钙、镁、锶呈负相关。

钙离子调控血压的机制：①钙的膜稳定作用，钙结合在细胞膜上可降低细胞膜通透性，提高兴奋阈，使血管平滑肌松弛；②通过与其他离子，比如钠离子、钾离子、镁离子、磷离子的相互作用影响血压的变化；③通过细胞外钙离子的变化影响血压的变化；④通过对肾素血管紧张素系统（RAAS）的高应激性影响血压；⑤通过影响细胞胰岛素的代谢以及部分纠正胰岛素的抵抗影响血压；⑥以钙离子为第二信使，阻断细胞膜的钙转运，等等。

低镁血症在高血压病的发生、发展中起着重要的作用。

锶与血管的功能及构造有关，锶可以帮助人体减少对钠的吸收，增加钠的代谢，预防高血压、心血管疾病。

其次，骨营养维持血液胶原蛋白浓度，从而影响血压。研究结果显示，胶原蛋白与血管紧张素转换酶抑制剂（ACEI）有类似作用（ACEI是控制高血压的化合物）。血液中骨胶原蛋白主要来源于人体骨骼，而人体骨骼释放胶原蛋白的能力与骨量有直接的关系，骨营养可以影响人体骨量，影响骨骼释放胶原蛋白的能力，从而影响人体血压。

再者，骨营养减少微骨折，从而影响血压。骨营养可帮助提高人体骨量，增加骨骼强度，减少"微骨折"应激，减少肾上腺素等升压激素的分泌，从而影响血压。

骨营养对血糖的影响

一、糖尿病小知识

　　糖尿病是以高血糖为特征的代谢性疾病，人体空腹正常血糖为3.9～6.1毫摩尔/升，餐后2小时血糖低于7.8毫摩尔/升。当空腹血糖为6.1～7.0毫摩尔/升，或餐后2小时血糖为7.8～11.1毫摩尔/升称为高血糖；当空腹血糖高于7.0毫摩尔/升，或餐后2小时血糖高于11.1毫摩尔/升为糖尿病。

　　高血糖发生主要原因有：①胰岛 β 细胞分泌胰岛素减少，血糖不能快速转化为糖原存储；②人体吸糖组织对血糖抵抗，血糖不能快速进入细胞内代谢。

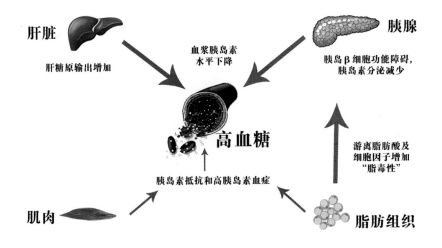

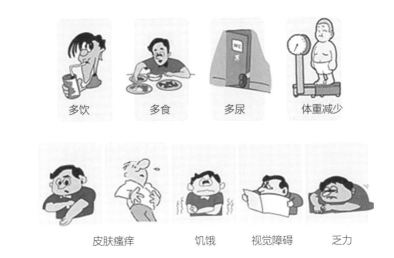

糖尿病主要症状有"三多一少",即多饮、多食、多尿、体重减少。长期高血糖,可导致各种组织,特别是皮肤、眼、肾、心脏、血管、神经等慢性损害和功能障碍。

二、骨营养对糖尿病患者影响的观察

据文献报道,糖尿病患者的人体骨量明显低于正常人群,但是,骨量提升对血糖的影响却少有报道,骨营养可帮助提高人体骨量,对血糖是否有也有帮助?

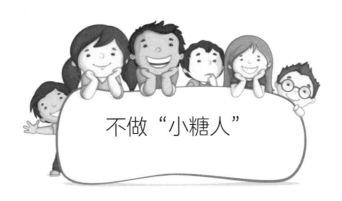

为此，我们选择50例Ⅱ型糖尿病患者进行观察（所有患者均结合控制饮食、运动辅助等措施）。

在已经观察的50例Ⅱ型糖尿病患者中，10例为胰岛素治疗患者，25例为口服药物长期治疗患者，15例为未经药物治疗的高血糖患者。

所有患者在原来治疗基础上，增加食用骨营养颗粒，10克/次，2次/日，对空腹血糖恢复到6.1毫摩尔/升以下患者，停用药物7天，检测空腹血糖。如果血糖高于7.0毫摩尔/升，恢复药物治疗，否则继续单用骨营养颗粒，同时观察血糖变化。6个月后，25例口服药物长期治疗患者，除4例血糖有波动外，其余21例全部停用药物，可以维持正常血糖。10例胰岛素治疗患者，6例改用口服药物治疗可以维持正常血糖，继续观察。15例空腹血糖6.39～7.24毫摩尔/升单独服用骨营养颗粒，3例1个月后恢复正常血糖，9例6个月后恢复正常血糖。

表3-22　骨营养颗粒对血糖调控效果

分组	例数	6个月后治疗情况
注射胰岛素治疗患者	10	6例口服药物治疗可以维持正常血糖
口服药物糖尿病患者	25	21例停用药物可以维持正常血糖
未经药物治疗高血糖患者	15	12例恢复正常血糖

三、骨营养对血糖的影响

（1）骨营养维护细胞"降糖"功能

研究证明：人体中钙、镁、铬、锌、锰、铁、硒、钒等离子浓度与糖尿病之间具有高度相关性。胰岛素β细胞、外周靶细胞的功能发挥依赖稳定的血液电解质浓度。骨骼的合成与分解可帮助血液维持良好的电解质浓度。

例如，铬元素是一种很好的胰岛素增敏因子，铬作为葡萄糖耐量因子的组分，是胰岛素发挥降糖作用必需的元素，铬具有增加胰岛素的结合、增加胰岛素受体数和增加胰岛素受体磷酸化作用；锌与胰岛素的合成、分泌及生物活性密切相关，锌影响胰岛素的合成、储存、分泌以及结构的完整性，糖尿病人普

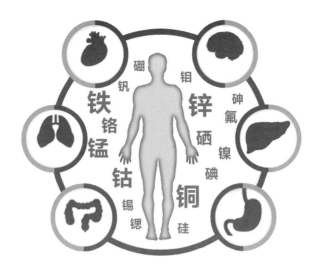

遍缺锌，几种糖尿病并发症或合并症也与缺锌有关；动物实验表明，缺锰胰腺发育不全，糖耐量异常，血糖升高，糖的利用率降低。锰对胰岛素合成量的影响可能是通过胰岛素 β 细胞进行的。钒调节糖代谢中的关键酶发挥类胰岛素样活性，改善蛋白质、脂肪代谢紊乱，协同发挥降糖作用。

（2）骨营养增加骨骼"吸糖"功能

过去认为，与糖类吸收相关度最高的应该是肌肉、脂肪、肝脏组织，但根据正电子发射型计算机断层显像（PET）结果显示，骨骼的干骺端是吸收葡萄糖最活跃的区域，股骨、腓骨、胫骨，甚至是颅骨的糖吸收量都高于传统认为的肌肉、脂肪、肝脏组织。2017年，中华医学会第十六次全国内分泌学学术会议上，上海交通大学瑞金医院刘建民教授提出糖尿病风险新指标——骨吸收指数（骨胶原蛋白分解产物，CTX），依据CTX可以推算糖尿病的可能发生时间。CTX与人体骨量呈负相关，骨量与骨骼吸收葡萄糖能力呈正相关，CTX的上升反映骨骼吸收葡萄糖的能力下降，所以可以依据CTX推导出糖尿病的发生时间。

（3）骨营养减少骨骼"升糖"刺激

人体在刺激应激状态下，儿茶酚胺、皮质醇类物质分泌增加。大部分医生注意到，骨折刺激引发儿茶酚胺、皮质醇类物质分泌增加，导致血糖上升，但是往往忽视微骨折长期轻微地刺激导致这些激素物质分泌增加的现象。30岁后，人体骨量减少，微骨折逐渐加重，微骨折累积到最后演变为骨质增生、骨质疏松，此过程长达10~30年，长期微骨折刺激导致升血糖类激素过度分泌，血糖升高。骨营养有助于提高骨量，增加骨骼强度，减少微骨折，减少升血糖类激素分泌。

（4）骨营养促进骨骼分泌降糖激素

Karsenty和研究小组针对两组小鼠进行实验，其中一组应用基因技术使其产生大量的骨钙素。当饲以正常的食物时，基因改造小鼠会表现出低血糖和高胰岛素，而且，对胰岛素的敏感性也增加。另外，当饲以高脂肪的食物时，基因改造的小鼠体内积聚的脂肪要比正常小鼠的少，而当应用基因技术使得小鼠不再产生骨钙素时，即使饲以正常食物，该种小鼠也会患 II 型糖尿病。

该实验说明，骨骼是人体内分泌器官，能够产生骨钙素，具有降血糖作用。

骨钙素（Osteocalcin，OC）又称骨γ-羟基谷氨酸蛋白（γ-Hydroxy Glutamic Acid Protein，GLa蛋白），是一种由49个氨基酸组成的蛋白质。它属于糖蛋白，是一种维生素K依赖性钙结合蛋白。主要由成骨细胞、成牙质细胞合成，还有一些由增生的软骨细胞合成。骨钙素大部分（2/3）与羟基磷灰石晶体结合沉积于骨基质，小部分（1/3）骨钙素被释放入外周血。当成骨细胞的活性增加（分泌骨钙素增加）或破骨细胞活性增加（骨基质骨钙素降解增加）均可提高人体血清骨钙素（S-BGP）水平。正常人S-BGP与年龄呈明显负相关。在儿童及青少年时期，S-BGP水平较高，表明该阶段骨骼正处于生长发育期，其骨转换率特别是骨形成率明显高于成人；20岁以后，S-BGP水平明显下降，随后逐渐趋于稳定，表明该阶段骨吸收与骨形成渐趋缓慢，并处于动态平衡；随年龄增长，40岁以后，特别是女性因雌激素水平急剧下降，刺激破骨细胞活性，骨转换率增加，骨基质中骨钙素降解增加，S-BGP水平略有上升。到60岁后，骨基质中骨钙素降解趋缓，S-BGP水平又渐趋下降，该阶段骨吸收虽基本保持一定水平，但骨形成显著下降，男性骨量明显丢失出现在65岁以后。

骨骼中骨钙素能够"打包"钙元素到骨骼中，血清骨钙素为人体激素，具有多重功效：直接刺激胰岛 β 细胞上的受体产生胰岛素，或刺激肠道细胞产生胰高血糖素样肽-1（GLP-1），从而刺激胰岛 β 细胞产生胰岛素。增加脂肪细胞对于胰岛素的敏感性，阻止脂肪的积累，调节糖分和脂肪的吸收。

第六节
骨营养对皮肤的影响

一、美丽源于胶原蛋白与透明质酸

提到美容，很多女性朋友会想到胶原蛋白（Collagen Protein，CP）、透明质酸（Hyaluronic Acid，HA），胶原蛋白在美容界被冠以"维持 20 岁肌肤弹性的魔力钥匙"的美誉，从外用的化妆品到口服，再到整形美容的填充材料，其身影无处不在；透明质酸具有特殊的保水作用，是目前发现的自然界中保湿性最好的物质，被称为理想的天然保湿因子（Natural Moisturizing Factor，NMF）。总之，皮肤弹性与光泽主要是胶原蛋白与透明质酸的作用。

二、胶原蛋白与透明质酸流失是皮肤老化的根源

胶原蛋白是一种高分子蛋白质，能使肌肤结实而有弹性。主要存在于人体骨骼、牙齿、肌肤、肌腱等部位，被称为"骨中之骨，肤中之肤，肉中之肉"。在美容行业主要看中的是它在肌肤方面的作用，胶原蛋白是皮肤的主要成分，皮肤中胶原蛋白占72%，真皮中占80%，它与弹力纤维合力构成网状支撑体，提供真皮层有力的支撑。而胶原蛋白的流失，导致真皮的纤维断裂、脂肪萎缩、汗腺及皮脂腺分泌减少，皮肤就会出现干涩、粗糙、粗大、暗沉、色斑、松弛、皱纹七大老化现象。

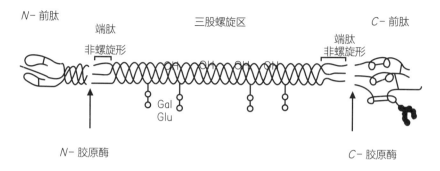

图 3-11 胶原蛋白结构式

皮肤中的胶原蛋白受遗传、营养、运动、习惯四大因素影响，到20岁时就开始流失，平均每年以1%的速度递减，25岁进入流失高峰期，40岁时胶原蛋白的含量仅相当于20岁的40%左右。人体皮肤的胶原蛋白的流失程度与人体皮肤的老化程度是高度一致的。

透明质酸是硬骨、软骨、关节滑液、皮肤等组织中广泛存在的物质。1934年，美国哥伦比亚大学眼科教授Meyer和Palmer首先从牛眼玻璃体中分离得到大分子多糖，其水溶液呈透明玻璃状，故又称玻璃酸。透明质酸是构成细胞外基质和细胞间质的主要成分之一，是细胞间的填充物，其吸水量是自重的100多倍，是人体组织"保湿"的源泉，是骨骼、关节、皮肤富有弹性的物质基础。其中皮肤是透明质酸最大的"储存库"，含量占机体总量的50%，对皮肤的形态、结构、功能起着重要的作用。

人体从18岁开始流失透明质酸，25岁以后开始加速流失，到30岁时，肌肤中透明质酸的含量只有婴儿时期的65%，到了60岁只有婴儿时期的25%。皮肤中的水分也会随着透明质酸的减少而散失，肌肤会变得缺水、失去光泽与弹性，渐渐出现皱纹、粗糙、暗沉、斑点等，也可出现关节炎、动脉硬化、脉搏紊乱和脑萎缩等衰老现象。

三、如何减缓胶原蛋白与透明质酸的流失

怎样从根本上减缓胶原蛋白与透明质酸的流失呢？人体胶原蛋白以及透明质酸合成与分解主要受到遗传、营养、运动、习惯四大因素的影响。遗传因素作用只能通过药物（如激素等）改变，对身体危害大。运动与习惯是个人行

为，因此，最可行的办法是通过加强营养来达到目的。那么，如何加强营养才更有效果呢？

1．人体对普通食物中胶原蛋白与透明质酸的吸收率低

我们平时膳食中富含胶质的食物有很多，比如牛蹄筋、猪蹄、鸡翅、鸡皮、鱼皮及软骨等，都含有丰富的胶原蛋白与透明质酸，但分子质量在1000道尔顿以下才容易被人体分解吸收，而胶原蛋白与透明质酸分子质量大，颗粒远大于1000道尔顿，所以，食用胶原蛋白、透明质酸含量高的普通食物补充肌肤胶原蛋白与透明质酸效果并不理想。

2．单纯口服胶原蛋白和透明质酸的利用率低

从富含胶原蛋白或透明质酸的食物中制备颗粒分子质量小于1000道尔顿的胶原蛋白或透明质酸，可以解决人体对它们的吸收问题。实验证明，口服颗粒质量小于1000道尔顿的胶原蛋白与透明质酸可以在肠道快速分解为甘氨酸、羟脯氨酸、脯氨酸、N-乙酰基葡萄糖等小分子物质，这些小分子物质可以快速被人体吸收，但血液浓度在1～2小时又恢复到正常水平，即这些物质很少用于皮肤合成，而是快速被人体分解利用了。

3．骨骼参与皮肤营养合成

人体骨骼通过不停地进行合成与分解方式来存储与供给骨营养。合成是将人体吸收的骨营养，依照一定的比例和排列顺序，以化学共价键或配位键方式组合成骨，将矿物质、胶原蛋白、透明质酸等存储在人体骨骼中。分解是将骨骼存储的骨营养如矿物质、胶原蛋白、透明质酸等释放到血液中。皮肤合成胶原蛋白、透明质酸的营养成分来源于血液，而血液与骨组织间存在动态的合成与分解偶联关系，这种关系是维持血液浓度稳定，满足人体皮肤营养合成需要的关键因素之一。

四、骨营养成骨养颜

（1）骨营养促进成骨　骨营养能够提供全面、均衡、有活性的骨营养成分，22%～25%骨胶原蛋白、20%的矿物质（钙、镁、锶、锰、钒、氟、磷、

铜、钠、钾、铁等，钙：磷≈2：1，钙+磷约占20%）、2%糖胺多糖（透明质酸、硫酸软骨素）、20%骨髓（造血因子、脂肪等）。这些接近1000纳米骨营养颗粒，可在小肠酶解为以甘氨酸、脯氨酸、羟脯氨为主的氨基酸（组成胶原蛋白原材料）及N-乙酰氨基葡萄糖（组成透明质酸的原材料）以及可溶性的钙、镁、锶、锰、钒、氟、磷、铜、钠、钾、铁等，这些骨营养物质容易吸收，参与骨骼合成，成为体内成骨物质存储在骨骼中。

（2）**骨骼可以养颜**　骨骼组织与血液间偶联方向与血液浓度有关，若血液浓度过低，骨骼加速分解释放骨营养到血液中，减少骨量，供给营养，稳定血液浓度，满足皮肤等非骨组织需要；若血液浓度过高，骨骼加速合成，增加骨量，储存营养，稳定血液浓度。骨组织与血液间的这种相互偶联作用，可以保证皮肤胶原蛋白与透明质酸等合成需要，延缓皮肤衰老，让皮肤容光焕发。

五、中医：肾主骨，骨养颜

肾为先天之本，是五脏六腑之精气生成的根本场所。肾精充沛，则五脏气血旺盛，功能正常，使人容貌不枯，肌肤丰盈柔滑，延年驻颜。肾在整个生命活动中占重要地位，它的功能正常与否可以影响全身气血盛衰，影响容貌。肾藏精，精足则血旺，肌肤有光泽。而肾气虚弱，便会导致肌肤变得晦暗无光，从而出现皱纹、黑眼圈、黄褐斑等症状。

骨骼属于中医学"肾"的范畴（中医"肾"包括内脏：肾脏、内分泌器官、骨骼）。

肾主骨，藏精于髓。中医肾所藏之精，即骨营养物质转化成的骨骼成分，肾精足即骨骼营养成分充足。骨骼营养成分充足就可以释放营养物质满足皮肤合成胶原蛋白与透明质酸的需要，维持皮肤弹性与光泽，永葆青春美丽，骨骼好，皮肤才能好。

骨营养对婴幼儿生长发育的影响

一、关爱宝宝从生命初期1000天开始

1．多哈理论

近年的前沿研究催生了一个新的医学概念——多哈理论，即健康和疾病的发育起源（Developmental Origins of Health and Disease，DOHaD）。生命初期1000天营养失衡与很多健康问题联系在一起，这些健康问题包括免疫疾病、骨质疏松、糖尿病、高血压、心脏病和中风等生理功能相关疾病，这个理论揭示了合理营养对人一生健康的重要意义。宝宝在子宫内的营养和婴幼儿期的营养对其童年和之后的健康都有深远影响。不良的营养状况，不仅对早期发育产生影响，而且会带来终身的"营养后效"，使成年后患病的风险提高，如果成年后的生活方式不健康，造成的影响就更大。众所周知，糖尿病、肥胖症和心脏病的易感性都有家族流行倾向，现在科学家发现这不仅仅是父母遗传的问题，营养与环境因素也很重要；祖母的饮食习惯会有隔代影响，能造成其子孙辈的发病风险增加。生命早期1000天是指从女性怀孕的胎儿期（280天）到宝宝出生之后的2岁（720天），这是人一生健康最重要的时期之一。

2．玉米缺粒现象

在生命最初1000天阶段，人体的细胞核DNA序列不会改变，但如果受到一些不良因素的影响和刺激，基因功能发生不可逆的、可遗传的改变，这种改变称为表观遗传学修饰（又称表遗传学、外遗传学以及后遗传学），在我们生命中可以永久地改变机体的生理和代谢功能，从而就会导致很多成年疾病的发生。比如，玉米结果时受到营养不良影响，就会出现颗粒缺失，这种颗粒缺失

不是DNA序列造成，而是DNA功能表达被后天不良因素（如营养不良）改变了，即后遗传学因素所致。这种缺粒的玉米种子，由于带有基因功能表达的障碍，在后代也可能无法表达，即遗传功能被修改。

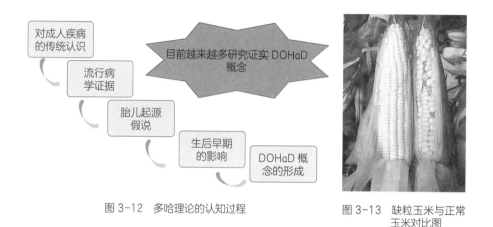

图 3-12　多哈理论的认知过程

图 3-13　缺粒玉米与正常玉米对比图

3. 宝宝天生丽质也可能"玉米缺粒"

天生丽质是指宝宝具有好的遗传基因，但有好的遗传基因未必一定有好的身体。例如，宝宝依照遗传应该不会发生X或O形腿等改变，但由于缺钙等原因会导致出现X或O形腿等现象，就如"玉米缺粒"。又如遗传规定了我们最佳的身高，但由于后天营养原因，我们的实际身高远低于最佳身高，就如"玉米缺粒"。

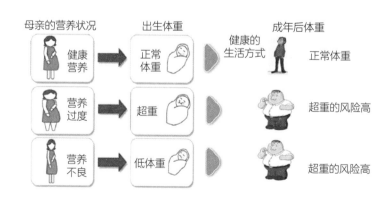

图 3-14　营养状况和生活方式对成年后体重的影响

4．宝宝"玉米缺粒"现象可以及早纠正

宝宝在生命1000天这个时期内的营养状况具有很强的可塑性，也就是说，在这个时期，在机体受到伤害初期，如果我们能够尽量避免一些不良因素的影响，给予一些干预措施，尤其是营养方面的，是可以修复伤害的。例如，对佝偻病患者给予营养干预后，变形的骨骼就可以恢复正常。

5．宝宝"玉米缺粒"现象不及早纠正即危害终生

科学家研究发现，母亲妊娠期间营养不良得不到及时解决，对婴儿可能造成永久伤害，甚至还会影响到后代。出生后2年内的宝宝，营养不良导致的生长发育不良状况，如不能及时纠正，成年后更容易患心脏病、肥胖症、高血压、糖尿病、脑卒中和癌症等。

二、如何通过宝宝的生长发育判定营养状况

1．通过宝宝的体重判断

体重为各器官、系统、体液的总重量，其中骨骼、肌肉、内脏、体脂、体液为主要成分。0～18岁标准体重见表3-23。

表3-23　0～18岁标准身高、体重一览表

宝宝年龄	男宝宝身高／厘米	男宝宝体重／千克	女宝宝身高／厘米	女宝宝体重／千克
初生	46.2～54.8（50.5）	2.5～4.2（3.3）	45.8～53.9（49.9）	2.3～3.9（3.2）
1月	49.9～59.2（54.6）	3.0～5.6（4.3）	49.2～57.9（53.5）	2.9～5.0（4.0）
2月	53.2～62.9（58.1）	3.6～6.7（5.2）	52.2～61.3（56.8）	3.4～6.0（4.7）
3月	56.1～66.1（61.1）	4.2～7.6（6.0）	54.9～64.2（59.5）	4.0～6.9（5.4）
4月	58.6～68.7（63.7）	4.8～8.4（6.7）	57.2～66.8（62.0）	4.6～7.6（6.0）
5月	60.8～71.0(65.9)	5.4～9.1（7.3）	59.2～69.0（64.1）	5.1～8.3（6.7）

续表

宝宝年龄	男宝宝身高/厘米	男宝宝体重/千克	女宝宝身高/厘米	女宝宝体重/千克
6月	62.8~72.9（67.8）	6.0~9.7（7.8）	61.0~70.9（65.9）	5.6~8.9（7.2）
7月	64.5~74.5（69.5）	6.5~10.2（8.3）	62.5~72.6（67.6）	6.0~9.5（7.7）
8月	66.0~76.0（71.0）	7.0~10.7（8.8）	64.0~74.2（69.1）	6.4~10.0（8.2）
9月	67.4~77.3（72.3）	7.4~11.1（9.2）	65.3~75.6（70.4）	6.7~10.4（8.6）
10月	68.7~78.6（73.6）	7.7~11.5（9.5）	66.6~77.0（71.8）	7.0~10.8（8.9）
11月	69.9~79.9（74.9）	8.0~11.9（9.9）	67.8~78.3（73.1）	7.3~11.2（9.2）
1岁	71.0~81.2（76.1）	8.2~12.2（10.2）	69.0~79.6（74.3）	7.6~11.5（9.5）
2岁	81.6~92.1（88.5）	11.24~15.67（12.54）	80.5~90.7（87.2）	10.70~14.92（11.92）
3岁	89.3~100.7（96.8）	13.13~18.37（14.65）	88.2~99.4（95.6）	12.65~17.81（14.13）
4岁	96.3~108.2（104.1）	14.88~21.01（16.64）	95.4~107.0（103.1）	14.44~20.54（16.17）
5岁	102.8~115.7（111.3）	16.87~24.38（18.98）	101.8~114.5（110.2）	16.20~23.50（18.26）
6岁	108.6~122.4（117.7）	18.71~28.03（21.26）	107.6~121.2（116.6）	17.94~26.74（20.37）
7岁	114.0~129.1（124.0）	20.83~33.08（24.06）	112.7~127.6（122.5）	19.74~30.45（22.64）
8岁	119.3~135.5（130.0）	23.23~39.41（27.33）	117.9~133.9（128.5）	21.75~34.94（25.25）
9岁	123.9~141.2（135.4）	25.50~45.52（30.46）	122.6~139.9（128.5）	23.96~40.32（28.19）
10岁	127.9~146.4（140.2）	27.93~51.38（33.74）	127.6~146.4（140.1）	26.60~47.15（31.76）
11岁	132.1~152.1（145.3）	30.95~57.58（37.69）	133.4~153.3（146.6）	29.99~54.78（36.10）
12岁	137.2~159.4（151.9）	34.67~64.68（42.49）	139.5~158.8（152.4）	34.04~61.22（40.77）

续表

宝宝年龄	男宝宝身高 / 厘米	男宝宝体重 / 千克	女宝宝身高 / 厘米	女宝宝体重 / 千克
13 岁	144.0 ~167.3（159.5）	39.22 ~72.60（48.08）	144.2 ~162.3（156.3）	37.94 ~64.99（44.79）
14 岁	151.5 ~173.1（165.9）	44.08 ~79.07（53.37）	147.2 ~164.3（158.6）	41.18 ~66.77（47.83）
15 岁	156.7 ~176.3（169.8）	48.00 ~82.45（57.08）	148.8 ~165.3（159.8）	43.42 ~67.61（49.82）
16 岁	159.1 ~177.8（171.6）	50.62 ~83.85（59.35）	149.2 ~165.5（160.1）	44.56 ~67.93（50.81）
17 岁	160.1 ~178.4（172.3）	52.20 ~84.45（60.68）	149.5 ~165.7（160.3）	45.01 ~68.04（51.20）
18 岁	160.5 ~178.7（172.7）	53.08 ~84.72（61.40）	149.8 ~165.9（160.6）	45.26 ~68.10（51.41）

正常体重提示为营养（普通蛋白质、碳水化合物、脂肪）供给正常，以及机体摄取营养能力和利用营养能力（能量代谢平衡、组合能力）正常。

体重偏轻提示为营养不良或者机体摄取与利用营养的能力不足。人们常常将体重过低理解为消化功能不好，片面理解为摄取问题，其实，利用营养能力也不能忽视。在现有营养状况下，利用营养能力不足是宝宝体重不足的原因之一，可导致机体组织细胞发育不良、细胞功能不完善，骨骼、肌肉、内脏、体脂组合能力不足，体重过轻。

体重偏重提示为能量营养足够以及摄取营养能力良好，但是利用营养能力不足。机体骨骼、肌肉、内脏由于多哈理论的"营养后效"，细胞发育不良导致摄取葡萄糖受体数量少或质量差，葡萄糖进入细胞能量代谢减少（这种宝宝往往表现慵懒），葡萄糖转化为脂肪存储体内，成为肥胖儿童。

2．通过身高判断

身高是指头部、脊柱与下肢长度的总和。身高是判断宝宝骨骼生长快慢的标准，反映宝宝遗传因素主宰的生长激素分泌状况以及骨营养状况。身高正常即骨骼增长正常，提示生长激素分泌正常，骨营养中骨胶原合成正常。但还不能判断骨骼内在质量（即骨量）是否正常，还需要结合骨骼形状综合判断。身高过矮，提示骨蛋白质合成缓慢，原因可能是内分泌问题，也可能是营养问题，骨营养状况问题首先应该考虑。

3. 通过牙齿判断

人一生有乳牙（共20个）和恒牙（共28～30个）两副牙齿。出生后4～6个月乳牙开始萌出，13个月后未萌出者为乳牙萌出延迟。乳牙萌出顺序一般为下颌先于上颌、自前向后，大多于3岁前出齐。6岁左右萌出第一颗恒牙（称六齿龄），其他恒牙逐渐长出。

"齿为骨之余"，牙齿的成分与骨骼成分相差无几，所以，牙齿的数量与质量也能间接反映骨骼的情况。

当宝宝的实际牙齿数量低于正常牙齿数量时，提示骨骼生长缓慢，可能原因为骨营养不足。

当宝宝牙齿出现龋齿、牙齿参差不齐、龅牙等牙齿质量问题时，说明宝宝的骨骼内在质量（骨量）过低，提示骨骼营养不均衡，主要是矿物质如钙、镁、氟等摄入不足。

4. 通过囟门闭合时间判断

出生时后囟门很小或已闭合，最迟6～8周龄闭合，前囟门出生时1～2厘米，以后随着颅骨生长而增大，6月龄左右逐渐骨化而变小，最迟于2岁闭合。

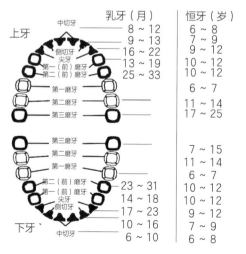

图 3-15 出牙时间

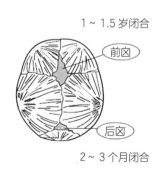

图 3-16 前后囟门闭合时间

当宝宝囟门闭合过晚，提示可能存在骨营养中胶原蛋白合成缓慢或矿物质营养不良。

5．通过骨骼形状判断

当宝宝出现方颅、扁头、鸡胸、漏斗胸、驼背、O或X形腿等畸形现象时，说明宝宝骨骼强度不足，骨骼未能发挥好支撑、运动、保护功能。宝宝骨骼被重压变形，提示宝宝体内骨营养存在失衡。如果宝宝身高偏矮，提示生长激素分泌不足或骨骼蛋白质营养状况不良，同时伴有矿物质营养摄入不足。这种非遗传基因导致的骨骼形态变化，属于多哈理论的"营养后效"，应及时纠正。

6．通过宝宝大运动判断

大运动是指胳膊、腿、足部肌肉或全身的较大幅度动作，如爬、跑、跳等。大运动发育主要体现在平衡能力和运动技能，这些运动技能与骨骼、肌肉发育相关，但必须在大脑控制下进行。人脑有一千亿至两千亿个神经元，它们之间通过神经原轴突相互连接、储存和传递信息，共同指挥全身骨骼、肌肉来完成运动。神经元间的信息存储与传递，受到相互间连接数量的限制。宝宝神经元轴突连接数量与完成大运动的质量呈正相关。同时，运动又能反过来促进神经元相互间连接。总之，大运动功能是宝宝运动系统与神经系统发育的结果，可以通过大运动状况判断大脑发育状况。

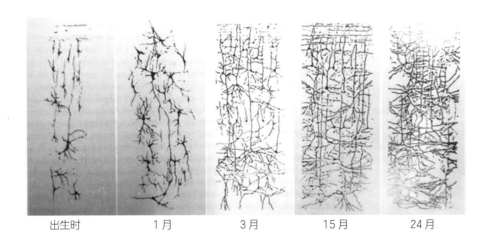

| 出生时 | 1月 | 3月 | 15月 | 24月 |

0~12个月的婴儿大运动发展水平，可概括为"二抬四翻六会坐，七滚八爬周会走"。即几个婴儿大运动发展关键事件点是：2个月会抬头；4个月会翻身；6个月会坐；7个月会翻滚；8个月会爬；12个月会走。具体见表3-24至表3-27。

表3-24　婴幼儿头部控制的发育

1 个月	头部能向两边转动
2 个月	可用前臂做支撑，把头抬高离床水平面 45°，同时，当拉起孩子时，可将头部后仰
3 个月	仰卧状态能转动头部，并寻找声源
4 个月	可稳定地抬头和平视，并灵活地向两侧转动，观察四周

表3-25　婴幼儿床上活动的发育

4 个月	俯卧状态能够用前臂支撑胸部，并尝试伸手向前玩耍
5 个月	在侧、卧状态，头部能够与上肢进行配合，带动全身转至仰卧
6 个月	俯卧状态可用双手撑起上身，开始双脚踢动，同时能熟练翻身，如从俯卧转至侧卧再转至仰卧
7 个月	在孩子高兴的时候，双脚可不停地踢动，上下摇晃身体，上肢可有力气把身体向后推动，即倒爬
8 个月	可熟练地协调颈部、躯干和手、脚，进行转身的动作，并开始学会爬行
9 个月	喜欢坐着玩耍，可用双手和双膝为支点，腰部挺直，头部抬高与身体形成 90°
10 个月	四肢动作的协调

表3-26　婴幼儿坐的活动的发育

4 个月	婴儿能够保持头部挺立，尝试伸直腰部
6 个月	能够双手支撑，稳坐片刻
7 个月	可坐着伸手，做一些运动，如伸手向前取物

续表

8～9个月	可坐稳并自如，并运用双手，向不同方向伸展，当身体向侧面倾斜失去平衡时，手会向旁伸出，保护自己不倒下
9～12个月	可自由伸直及弯曲双脚，灵活地转成侧坐、盘膝或伸直腿坐等位置

表3-27　婴幼儿站立及步行的发育

8个月	孩子可站立，双脚可用力支撑部分身体的重量
9个月	双脚可支撑大部分身体的重量
9～10个月	可尝试扶着物体站立片刻时间
10个月以后	逐渐学会扶着物体行走

7．通过宝宝小运动判断

精细动作又称小肌肉控制，是指协调手、眼、足运用的能力。脑组织轴突发育是小运动功能执行的基础，但还需要大脑皮质层的思考能力、判断能力和理解能力。小运动与大脑皮质层的功能密切相关，人类与智力相关的部位主要在大脑的皮质层，所以，小运动状况反映了宝宝的大脑综合发育程度。儿童在不同年龄的小运动发展过程如表3-28所示。

表3-28　儿童随年龄变化的小运动发展过程

年龄	精细动作
2个月	孩子可观看眼前和手中的物体
3个月	手经常呈张开的姿势，但不能随意放下手中的玩具
4个月	可在胸前玩弄和观察双手，看见物体时可全身乱动，试图抓住，但无法判断方向
5个月	可主动抓、握物体，并放入口中
6个月	可独立摇摆或玩弄小物体，并将物体从一只手转移到另一只手
8个月	可用拇指和食指抓握物体
10个月	可将手中的物体放掉
1岁	懂得敲击物品并使它发出声音
2岁	能拧开瓶盖
3岁	可做简单的拼图游戏，可搭起10块左右的积木

8. 通过睡眠数量与质量判断

睡眠有利于宝宝脑部发育，而脑神经的发育状况与睡眠质量、数量相关。宝宝的睡眠数量与质量与降低脑神经兴奋性的血液电解质浓度有关，如血钙、血镁浓度。由于宝宝处于生长激素分泌最旺盛时期，血磷浓度高于5毫克/100毫升，即使血钙浓度低于生理最低需要的9毫克/100毫升时，钙磷浓度乘积仍然大于40，钙磷继续沉积骨骼，骨骼吸收钙磷速度大于溶解速度，血钙、血镁难以得到骨骼营养补充，如果此时不能及时补充这些电解质，维持正常电解质浓度（正常血钙浓度9～11毫克/100毫升），宝宝就会发生生理性缺钙、缺镁等，即脑神经兴奋性增高，睡眠数量少、质量差。由于现有营养（母乳、奶粉等）难以满足宝宝需要，那么宝宝生理性缺钙、缺镁在所难免。这就是为什么宝宝常会出现睡眠问题的原因，表3-29所示是儿童正常睡眠时间表。当儿童出现记忆力差、注意力不集中、多动、调皮、学习差等现象时，首先应该考虑宝宝脑神经发育是否受到影响，综合评价宝宝的睡眠数量与质量，监测血钙、血镁等电解质浓度，是否长期处于生理性缺乏状态，找出缺乏原因。如果是营养不良引起，需进行正确的补充。

表3-29　儿童正常睡眠时间表

年龄段	每日睡眠总量 / 小时	睡眠质量
0 ～ 28 天	18 ～ 20	
2 ～ 4 月	16 ～ 18	
5 ～ 9 月	15 ～ 16	
10 月 ～ 1 岁	14 ～ 15	儿童睡眠应该是以高质量的深睡眠为主，睡眠浅、易惊醒等为不正常现象
2 ～ 3 岁	12 ～ 13	
4 ～ 5 岁	11 ～ 12	
6 ～ 13 岁	9 ～ 10	

9. 通过宝宝的情感发育判断

新生儿因为出生后不容易适应子宫外的环境，较多时候处于消极情绪中，表现为不安、啼哭，而哺乳、抱、摇、抚摸等可使婴儿情绪愉快。当小宝宝总是表现情绪不稳，常常哭闹不止时，应该排除疾病或外部原因的影响，如果不明的消极表现，提示脑部发育受到限制，是"脑饥饿"导致的脑功能紊乱。

随着年龄增长，儿童对不愉快因素耐受性增加，能够有意识地控制自己，使情绪趋于稳定。对愉快因素长期钟爱，能够专注此方面的学习。如3岁后宝宝出现长期抗拒入托、入学行为，或沉迷于玩手机、游戏、看电视而抗拒家长管教等现象，提示脑部发育已经受到伤害，发生可逆或不可逆的改变。

学龄儿童能主动学习，对学习充满自信。当出现厌学、逃学或者学习成绩过差，提示脑部发育已经受到伤害，记忆与情感功能发生可逆或不可逆的改变。

10．通过宝宝大便判断

宝宝便秘既有发育因素也有非发育因素，在非发育因素方面主要是肠道菌群失调或饮食中纤维素摄入不足，但宝宝肠道上皮黏膜发育不良导致黏液分泌过少的因素也必须考虑。如果通过补充益生菌与粗纤维饮食不能解决便秘问题，就必须考虑大肠上皮发育因素，大肠发育多与营养和运动有关。

宝宝腹泻是常见病，要区分感染与非感染型腹泻，非感染型腹泻既要考虑食物原因，还要考虑消化系统自身发育问题，营养是影响消化系统发育的重要因素。补充骨营养，可促进肝脏、胰腺、肠道的功能发育成熟，帮助改善消化不良性腹泻，而单纯补充山楂、鸡内金等帮助消化食物效果甚微。

总之，非外因导致的宝宝大便不正常现象，需考虑消化系统发育问题，营养不良与运动不足是影响宝宝消化系统发育的原因之一。

11．通过宝宝食欲判断

食欲不振、厌食、偏食是宝宝常见现象，父母为此非常烦恼，为了宝宝吃一口饭，几乎用尽方法。比较错误地认为是宝宝不高兴了，天天哄着宝宝吃饭，不了解宝宝不爱吃饭的根本原因，以及带来的成年后的营养后效（易发多种疾病）。食欲实际反映了体内血糖的变化，食欲差说明机体降糖能力差，降糖能力差是血糖进入人体细胞阈值高以及细胞代谢功能不足所致。简单说，是人体细胞发育不良，细胞功能不完善所致。内分泌系统发育不完善，激素分泌水平低或紊乱，细胞代谢功能不足；骨骼、肌肉、脑组织等发育不良，摄取与消耗葡萄糖能力不足。总之，宝宝食欲差提示全身细胞代谢功能不足，反映出宝宝由于营养不良已经对机体造成影响，这样的宝宝长大后发生糖尿病、高血压、高血脂、癌症、多囊卵巢症、骨质疏松症等几率明显增高。

12．通过感冒次数判断

发育成熟的免疫系统，具有良好的免疫功能，可以帮助机体抵御病毒、细菌的入侵，各年龄段儿童一般情况下不应发生感冒、支气管炎、病毒或细菌性腹泻等；也不应发生免疫异常，如发生湿疹等。如果宝宝经常感冒，提示免疫系统功能发育不完善；宝宝经常发生湿疹、过敏等疾病，主要是消化系统与免疫系统发育不完善问题。

三、影响宝宝发育的因素

1．遗传因素

决定宝宝生长发育的最重要因素是遗传因素。例如，遗传影响生长激素的分泌量与周期，从而决定人体生长状况；遗传决定性激素的分泌量与周期，从而决定人的性成熟时间。据推测，遗传因素占60%以上。

2．营养因素

人的遗传DNA表达及DNA转录RNA、RNA翻译蛋白质的过程，会受到营养因素的影响，也就是说，拥有好的遗传基因，未必就拥有好的身体，后天营养因素也非常重要。如果把房子比喻为人体，遗传因素就是房屋的设计，而沙、石、水泥、钢筋等原材料的质量与数量就是营养因素，原材料的数量决定房屋的实际高度，原材料的质量与比例决定房屋的实际质量。总之，遗传只是赋予我们可能的美好人生，实际达到的人生高度离不开后天的影响。在人体发育成熟前，尤其是生命前1000天，是人体构建过程，营养是构建人体的原材料，直接决定了生命的数量与质量。据推测，营养因素的影响占20%左右。

3．运动因素

宝宝的发育程度与运动能力是相互依存的，发育程度是运动基础，运动能力是发育的结果，同时运动又可以反作用于发育，即科学合理的运动会促进宝宝的生长发育：①既促进骨骼的外延生长（增粗增长），又能促进骨骼的内部致密（骨密度增加）；②促进宝宝脑部发育，激发宝宝潜能（智商与情商）；③促进免疫系统、消化系统、心血管系统等系统的发育成熟。据推测，运动因素的影响占10%左右。

4．习惯因素

宝宝的发育与成长还受到习惯因素的影响。良好的生活习惯可以减少身体的消耗；良好的户外活动习惯可以促进骨骼生长；良好的卫生习惯可以减少疾病的发生；良好的饮食习惯可以保证营养均衡。据推测，习惯因素的影响占生长发育的10%左右。

从影响宝宝的发育因素分析可知，遗传决定了宝宝可能的生命高度，但是，宝宝的实际生命高度是靠后天来实现的，实际生命达到的高度与遗传最佳永远保持着距离，这就是生命潜能。后天良好的营养是宝宝生命的基础，科学合理的运动可以激发生命的潜能，良好的习惯可以减少生命的阻碍。总之，营养、运动、习惯三方面结合才能让宝宝更接近最佳遗传。

四、宝宝缺乏的营养

婴幼儿处在特殊照顾中，营养主要来源于母乳、动物乳制品，所以，分析母乳与动物乳制品的营养成分就可以了解宝宝可能缺乏的营养。

母乳成分比例最符合宝宝的吸收要求，如钙磷比接近2∶1，但是，母乳的质量与母亲的身体状况密切相关，只有营养均衡的健康母亲才能分泌出优质的乳汁。由于人体普遍缺乏除钠、钾外的矿物质，如：钙、镁、锶、锰、钒、氟、铜、铁、锌等，所以，母乳中矿物质含量远没有满足宝宝要求。总之，母乳喂养的宝宝，蛋白质与脂肪类营养物质容易得到满足，但是，矿物质与维生素类普遍缺乏。

配方奶粉主要原料来源于牛、羊的鲜乳，经过加工后，添加营养成分复合而成。如果从营养成分表来看，营养素是充足的。但是，动物乳的钙磷比是1.2：1，难以符合最佳的2：1要求；部分矿物质元素以及维生素需要额外添加。从成分来看，配方奶粉几乎可以满足宝宝的全部需要，但实际上，宝宝矿物质营养缺乏是非常普遍的，主要原因是奶粉中的钙、镁、锶、锰、钒、铜、铁、锌等元素难以用以成骨所致。

无论是母乳还是配方奶粉，都只能满足宝宝的基本营养需要，无法完全满足宝宝特殊的营养需求。首先，无法满足宝宝矿物质要求；其次，缺乏骨骼与牙齿特需的氟元素；再者，只能提供乳清蛋白与酪蛋白，不能满足某些特殊氨基酸比例蛋白质的要求（如骨胶原蛋白的氨基酸主要由羟脯氨酸、脯氨酸、甘氨酸组成）。母乳与配方奶粉营养成分比较如表3-30所示。

表3-30　母乳与配方奶粉营养成分比较

营养物质	母乳	配方奶粉	缺点
蛋白质	乳清蛋白：酪蛋白 = 6：4	乳清蛋白：酪蛋白 = 6：4	不能满足特殊蛋白质要求
矿物质	钙磷比例 = 2：1	钙磷比例 = （1～1.8：1）	难以满足需要，缺乏氟、钒等
维生素	个体差异明显	人工配方	母乳受个体影响
脂　肪	脂肪比例受个体影响	可以添加 DHA，亚麻油酸等	基本满足需要

总之，从母乳与配方奶粉的成分分析可知，两者均缺乏骨营养成分。骨营养的钙磷镁比例接近8：5：1，符合宝宝生理需求；骨营养的骨胶原蛋白能满足特殊蛋白质（胶原蛋白）需求。

五、骨营养是"生命早期1000天"的特需营养

婴幼儿时期是人体生长激素分泌最旺盛时期，生长激素调整平均血磷浓度为5毫克/100毫升（成人血磷浓度平均值是4毫克/100毫升），在血钙浓度低于生理最低需要9毫克/100毫升时（血钙正常值9～11毫克/100毫升），钙、磷浓度乘积系数仍然超过40，血钙沉积成骨仍然大于骨骼溶解释放骨钙入血，导致宝宝易患低血钙，不能满足非骨组织细胞（心、脑、肾、肝、胰腺细胞）需要，以致这些细胞功能受损或发育不良。在"生命1000天"时期，成骨优先，骨营养优先用于成骨，稍不注意就容易造成非骨组织营养缺乏，而骨营养是全身组织细胞都需要的营养，所以，必须保证骨营养的补充。

六、骨营养对婴幼儿生长发育影响的观察

1. 试验目的

父母都有一个共同梦想：希望宝宝能够更健康地生长，既有更好的颜值（身高、体型理想），又有更聪明的大脑、更成熟的心智等。理论上，骨营养+母乳或奶粉完美组合可以满足宝宝的营养需要，保证宝宝在最初生命的1000天完美起跑。为了证实骨营养的有效性，我们对不同阶段的宝宝进行骨营养干预，观察其各项发育指标。

2. 试验方法

（1）1000天全程观察试验　随机挑选20位正常体重并准备产后母乳喂养的孕妇作为研究对象，其经济水平、总体文化程度、自然环境等相当。随机分成两组，A1组10人接受超微骨营养干预，每天10克，到宝宝出生6个月。6个月后，宝宝每天补充骨营养6克至宝宝2岁。A2组10人为对照组。试验过程监测两组孕妇的体重变化，了解孕妇能量摄入总量，参照美国医学研究所（IOM）对于不同体质指数孕妇孕期体重增长的建议（表3-26），在孕前或初诊即为孕妇提出相关的参考标准，严格进行能量计算和调整。

表 3-31　基于孕前体质指数（BMI）的总孕期增重和增重速率的新推荐值

孕前 BMI	BMI/（千克／平方米）（WHO）	总增重范围／千克	增重速率* 孕中、晚期 平均增重范围（千克／周）
体重不足	< 18.5	12.71 ~ 18.16	0.45（0.45 ~ 0.59）
体重正常	18.5 ~ 24.9	11.35 ~ 15.89	0.45（0.36 ~ 0.45）
超重	25.0 ~ 29.9	6.81 ~ 11.35	0.27（0.23 ~ 0.32）
肥胖（包括不同程度）	≥ 30.0	4.99 ~ 9.08	0.23（0.18 ~ 0.27）

注：＊假定孕早期体重增加 0.5 ~ 2 千克。
资料来源：Siega-Riz 等，1994；Abrams 等，1995；Carmichael 等，1997。

观察孕妇体重变化情况、腿脚抽筋次数，依据Apgar评分法（阿氏评分）对出生宝宝进行评分，依据表3-32记录宝宝出生后6、12、24个月生长发育状况。

一共需要对8项观察指标进行评定。表中有一个或以上不符合标准，即为营养不良，评定为1，全部符合要求判定为0。

表 3-32 宝宝生长发育记录表

姓名：　　　　　　　　　　　　　　　　　　　　　　　　　　　　性别：

序号	观察指标
1	年龄：
2	体重：
3	身高：
4	牙齿状况： ①牙齿数量： ②是否有：龋齿　牙齿参差不齐、龅牙等
5	胃肠情况： ①是否存在挑食、厌食（　　　）　　　　②是否经常便秘、腹泻（　　　） ③每餐食用时间：< 30 分钟　　　> 30 分钟
6	免疫力情况： ①每年感冒次数：　　　　②其他疾病：

续表

序号	观察指标
7	大脑发育情况: ①每日睡眠时间:　　　　②是否存在半夜惊醒(　　)
8	骨骼形状情况: ①是否存在以下情况: 方颅　扁头　鸡胸　漏斗胸　驼背　O/X 形腿 ②其他情况:

(2)6~24个月观察实验

选择依照表3-32记录不完全达标的6月龄宝宝40名,随机分为B1、B2两组,每组20人。B1组每天补充骨营养6克,B2组为对照组。B1组男11名(55%),女9名(45%)。对照组B2组患儿20例,男10名(50%),女10名(50%)。

两组宝宝均有至少如下问题之一: 体重、身高不符合标准,牙齿数量与质量不符合要求,程度不同的睡眠少、睡眠浅、厌食(每餐食用时间: >30分钟)、便秘、X/O形腿、鸡胸、常患感冒等。

在宝宝6、12、24个月时,依照表3-32,一共对8项观察指标进行评定。表中有一个或一个以上指标不符合标准,即为营养不良,评定为1,全部符合要求判定为0。

应用SPSS10.0统计软件进行统计分析,计量资料用($\bar{x} \pm s$)的形式或实际数量表示,采用 t 检验,计数资料用 x^2 检验,$P < 0.05$ 为差异显著,有统计学意义。

3.实验结果

(1)1000天全程观察实验 由表3-33可知,A1、A2组基础营养的体重变化无显著差别($P > 0.05$);A1观察组在整个孕期中没有出现腿脚抽筋现象,A2组观察到8人有腿脚抽筋现象,A1观察组出生宝宝的Apgar评分全部为8分,A2组8人达到8分,具体见表3-33。

表 3-33　28 周孕妇体重变化、抽筋人数、Apgar 评分 8 分人数统计表

组数	总人数	体重变化	腿脚抽筋人数	Apgar 评分 8 分人数
A1 组	10	$x_1 \pm s_1 = 12.97 \pm 1.36$ [1]	0 [2]	10 [3]
A2 组	10	$x_2 \pm s_2 = 12.98 \pm 1.30$	8	8

注：[1] A1 组与 A2 组从整个孕期体重变化可知，$P = 0.73 > 0.05$ 说明两组数据无显著差异性，即两组基础营养一致。
　　[2] A1 组在整个孕期中腿脚抽筋几率为 0，A2 组出现抽筋几率高达 80%。
　　[3] A1 组新生儿出生 Apgar 评分 8 分的高达 100%，A2 组 Apgar 评分 8 分的达 80%。

依据表 3-32 记录 6、12、24 个月宝宝生长发育情况，出现营养不良表现记录为 1，全部符合记录为 0，A1 组在观察期内几乎全部符合表 3-32 的要求，而 A2 组在 6 个月时就观察到一半宝宝出现营养不良表现，12 个月时超过一半宝宝出现营养不良现象，24 个月时 80% 宝宝出现营养不良现象。具体见表 3-34。

表 3-34　A 组宝宝 6、12、24 个月生长发育表现统计表

组数	总人数	6 个月	12 个月	24 个月
A1 组	10	0 [1]	1 [2]	1 [3]
A2 组	10	5	7	8

注：[1] $P < 0.01$；[2] $P < 0.01$；[3] $P < 0.01$，两组数据均有显著差异。

（2）6～24 个月观察实验

依据表 3-32 记录 6、12、24 个月宝宝生长发育情况，出现营养不良表现记录为 1，全部符合记录为 0。B1 组在经过 6 个月骨营养加强后，在 12 个月观察到超过一半宝宝营养不良现象得到纠正，到 2 岁时大部分得到纠正。B2 组只有部分人群得到纠正。6、12、24 个月宝宝发育表现见表 3-35。

表 3-35　B 组宝宝 6、12、24 个月生长发育表现统计表

组数	总人数	6 个月	12 个月	24 个月
B1 组	20	20	11 [1]	3 [2]
B2 组	20	20	18	18

注：[1] $P = 0.096 > 0.05$；[2] $P < 0.05$。

4. 结论与讨论

宝宝的生长发育受遗传、营养、运动、习惯四大因素影响。遗传因素主要通过生长激素与性激素控制宝宝的生长发育，在生命初期1000天，性激素还没有起作用，这个时期宝宝的发育状况主要是生长激素+营养的作用效果，营养是我们可以干预宝宝生长发育的主要手段。

生命初期1000天的宝宝骨骼生长处于优先时期，骨骼外部构建（体重增加）以及内部重建（密度增加）都处于快速增长期，骨营养需要量较成人明显增加。所以，宝宝较成人更容易患骨营养不良。宝宝骨营养不良最早表现为生理功能不足，然后累及骨骼强度，出现骨骼形态的改变。

实验中观察到，补充骨营养的孕妇生出的宝宝全部达到 Apgar评分8分，2名未补充骨营养的孕妇生出的宝宝未达到8分。但由于受试人数过少，骨营养是否可以提高宝宝Apgar评分，还需要进一步实验。

生命1000天全程补充骨营养后，宝宝出现骨营养缺乏的情况明显少于未补充骨营养组。对于已经出现骨营养不良表现的宝宝，及时补充骨营养，大部分症状或体征有望得到改善或消除。

第八节

骨营养小知识

一、骨营养补充常识

骨营养不是药物，没有疗程，即使补充骨营养后，原来病痛消失，也只是提示身体功能因营养作用而有所恢复，其后还需要长期补充骨营养。比如禾苗施肥后，禾苗长好了，但以后还要继续施肥，禾苗才能长得越来越好。总之，生命有多久，骨营养就需要养护你多久。

二、骨营养补充效果

骨营养是大多数人缺乏的营养，但缺乏程度、缺乏时间、造成的危害因人而异，那么，补充骨营养后的反应效果也各不相同，一般情况下，会出现以下几种变化：

（1）感觉无变化

在原来相对健康的人群中，虽然在得到骨营养补充后，身体在不断地发生改变，但多数人感觉不到明显变化，只有在连续食用3~5个月后，通过医学检查才能发现骨密度的上升。"无变化"是补充骨营养的最佳结果，因为骨营养不是药物，不能以"疗效"为标准，其目的是养好身体，让身体少得病、不得病。

（2）感觉缓慢好转

在骨营养不良已经出现症状或体征的人群中，依据严重程度，个体的好转时间不同。腿脚抽筋患者症状改善需要1周，关节病变患者症状改善需要3个月以上，血糖、血压改变可能需要半年，身高变化可能需要1~2年（观察到多例30~50岁人群身高增加1~2厘米）等。

（3）感觉症状加重

有部分患者，尤其是腰腿痛患者反映，在数天后出现症状加重现象。这属于正常骨骼生长反应性疼痛，一般2~3周消失。此种情况多见于骨量明显流失人群，骨骼新陈代谢明显加快，预后普遍理想。

三、骨营养补充的不良反应

骨营养补充偶发不良反应有大便干结、便秘、口干舌燥、眼睛分泌物增多等，多见中医诊断阴虚火旺人群，一般持续1~3周，当血液骨营养失衡状态得到纠正后，这些症状可消失。偶见蛋白质过敏现象，故牛奶、胶原蛋白过敏人群不适宜食用。

参考文献

［1］陈辉. 现代营养学［M］. 北京: 化学工业出版社, 2005.

［2］吴茂江. 锶与人体健康［J］. 微量元素与健康研究, 2012, (5): 66-67.

［3］吕锦, 苏伟. 微量元素氟与牙齿健康［J］. 成都医药, 1998, (4): 251-252.

［4］吕社民, 白偲. 硼、硅、钒与骨软骨代谢. 国外医学 (医学地理分册), 1995, 16 (3): 104-107.

［5］韦燕燕. 水稻籽粒中锌生物有效性与调控机制［D］. 杭州: 浙江大学, 2013.

［6］廖德华. 如何选择钙剂［J］. 中南药学 (用药与健康), 2017, 03 (No. 302): 28-28.

［7］赵嘉国, 曾宪铁, 刘林. 钙剂/维生素D补充和社区居住的老年人骨折发生的相关性［J］. 美国医学会杂志, 2017-12-26.

［8］陈祥和, 李世昌. 运动与骨胶原蛋白［J］. 山西师大体育学院报, 2011, (3): 109-114.

［9］卢健行, 韩宁, 马善丽, 等. 一种制备氨基葡萄糖硫酸盐的方法, 2020.

［10］雷海平. 动物鲜骨的利用与骨质食品的加工［J］. 食品研究与开发, 1988, (1): 20-24.

［11］陈牧, 刘锐, 翁屹. 三羧酸循环的发现与启示［J］. 医学与哲学, 2012, 33 (444): 71-73.

［12］李惠明. 补钙, 不可依赖骨头汤［J］. 家庭医药, 2013, (2): 74-75.

［13］哈尔滨红太阳实业有限公司. 牦牛骨髓壮骨粉及其加工方法: CN99112618. 1［P］. 2000-07-12.

［14］袁玉燕, 韩爱军, 李凤生. 超细鲜骨粉的粒度及营养特性［J］. 食品工业, 2001 (3): 10-12.

［15］黄红卫, 邱燕翔. 超细粉碎酶解鲜骨粉功能性调味料的研究［J］. 食品科技, 2005 (09): 91-93.

［16］杨桂苹, 李庆云. 骨粉粒度的研究. 中国畜产与食品, 1998, (1): 5-6.

［17］王传德, 徐幸莲, 李小弟, 等. 超细鲜骨粉及其生产方法和用法: CN1299614A［P］. 2001-06-20.

［18］高岩, 张志杰, 刘阳. 超微粉碎畜骨粉［J］. 肉品卫生, 2001, (7): 17-20.

［19］夏杨毅. 超微粉碎骨泥的流变学加工特性研究［D］. 重庆: 西南农业大学,

2005: 1-11.

[20] 佚名. 钙的重要生理功能 [J]. 河南科技, 1996 (1).

[21] 罗先正, 孙允高. 骨质疏松及其诊断现状 [J]. 当代医学, 1999, 000
(010): 25-28.

[22] 段晓辉, 屈晓旋, 常晋瑞, 等. 骨骼的内分泌功能 [J]. 生理科学进展,
2010 (04): 248-255.

[23] 苏友新, 杨沛彦, 许书亮. 我国人群峰值骨量及其影响因素的研究进展 [J].
中医正骨, 2002, 14 (8): 59-59.

[24] 中国高血压防治指南修订委员会. 中国高血压防治指南: 2010 [J]. 中华
心血管病杂志, 2011, 39 (7): 579-616.

[25] 毛晓明. 抗高血压药物的分类及其作用机理与临床应用 [J]. 实用糖尿病杂
志, 2000, 8 (1): 54-57.

[26] 张玲. 矿物质、维生素和高血压病的关系分析 [D]. 乌鲁木齐: 新疆医科大
学学报, 2007.

[27] 陈孟勤, 龚明萃. 细胞钙离子与原发性高血压 [J]. 生理科学, 1986 (5):
26-31.

[28] 程莹, 潘长玉. 糖尿病和中间高血糖的定义和诊断 (WHO/IDF评议报告)
[J]. 中华内分泌代谢杂志, 2006, 22 (6).

[29] 薛婵. 微量元素与糖尿病的关系浅谈 [J]. 基层医学论坛, 2017, 21 (20):
2688-2689.

[30] 申慧婷, 王跃丰. 微量元素与糖尿病关系的研究概况 [J]. 数据医药学杂
志, 2005, 18 (5): 495-496.

[31] 刘建民.《中华内分泌代谢杂志》2017年编委会纪要 [J]. 中华内分泌代谢
杂志, 2017, 33 (9).

[32] 江莎, 邓益锋, 周振雷, 侯加法. 骨钙素——骨骼调节能量代谢的内分泌激
素 [J]. 畜牧与兽医, 2012, 44 (02): 88-91.

[33] Duras, 马俨 (摄影). 美容界QUEEN胶原蛋白 [J]. 中外食品工业, 2008
(11): 92-95.

[34] 高景恒, 袁继龙. 试论胶原蛋白的当今与未来 [J]. 中国美容整形外科杂
志, 2017, 028 (011): 702-704.

[35] 胡宝山, 丁悦, 刘尚礼. 透明质酸在骨科领域的应用 [J]. 中国矫形外科杂
志, 2005, 13 (023): 1817-1819.

[36] 尚思. 玻尿酸到底是什么 [J]. 黄河. 黄土. 黄种人, 2017, 11 (No.
319): 51-51.

[37] 许德田, 齐显龙. 口服胶原蛋白水解产物对皮肤的作用 [J]. 中国美容医
学, 2013, 22 (3): 410-413.

[38] 李承献, 刘伟. 口服水解胶原蛋白对改善皮肤肤质的研究进展 [J]. 明胶科
学与技术, 2013, 33 (2): 82-84.

[39] 时红磊, 任忠钦, 王笑青. 肾与中医美容的关系 [J]. 中华中医药学刊,

2007, 25（4）: 772-773.

［40］Gluckman P D, Hanson M A. The developmental origins of health and disease ［M］// Developmental origins of health and disease. Cambridge University Press, 2006: 61-62.

［41］戴耀华. 婴幼儿运动发展指南［M］. 北京: 中国协和医科大学出版社, 2017.

［42］周杨. 发展宝宝的手眼协调能力［J］. 启蒙（0～3岁）, 2012, 000（012）: 26-27.

［43］王觅. 孕期体重管理对分娩方式及新生儿出生体重的影响［D］. 太原: 山西医科大学学报, 2017.